OPEN UP

statt Shutdown

Spagyrische Mischungen,

die uns öffnen für die Fülle

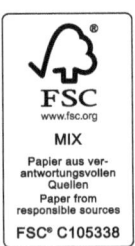

Texte: © Copyright by Clemens Steiner

ISBN: 9783751937146

Lektorat: Britta Roller

Titelbild: Pixabay

Herstellung und Verlag: BoD - Books on Demand, Norderstedt

Autor: Clemens Steiner
                        Zum Boskoop 2
                        88699 Frickingen
                        steinerclemens234@gmail.com

Inhaltsverzeichnis

Am Ende die Rechnung

Einmal wird uns gewiss

die Rechnung präsentiert

für den Sonnenschein

und das Rauschen der Blätter,

die sanften Maiglöckchen

und die dunklen Tannen,

für den Schnee und den Wind,

den Vogelflug und das Gras

und die Schmetterlinge,

für die Luft,

die wir geatmet haben

und den Blick auf die Sterne

und für all die Tage,

die Abende und die Nächte.

Einmal wird es Zeit,

dass wir aufbrechen

und bezahlen.

Bitte die Rechnung.

Ohne den Wirt gemacht:

Ich habe euch eingeladen,

sagt der und lacht,

soweit die Erde reicht:

Es war mir ein Vergnügen!

(aus: Sieben Farben hat das Licht, Lothar Zenetti)

Einleitung

Angesichts der einschneidenden Veränderungen, die die Corona-Krise 2020 mit sich bringt, sehen viele einer unsicheren Zukunft entgegen. Was diese uns bringt, haben wir nicht in der Hand. Es liegt aber an uns, mit welcher inneren Haltung wir den Veränderungen begegnen. Die Mischungen in diesem Buch sind Wegbereiter. Sie unterstützen uns, alte Begrenzungen hinter uns zu lassen und öffnen uns für die Fülle unserer Möglichkeiten. Möge das Buch uns einen positiven Blick auf unsere Zukunft schenken.

Hinweis des Autors: Die Anwendung der genannten Rezepturen ersetzen keinen Besuch beim Arzt oder Heilpraktiker.

Frickingen, den 8.6.20 Clemens Steiner

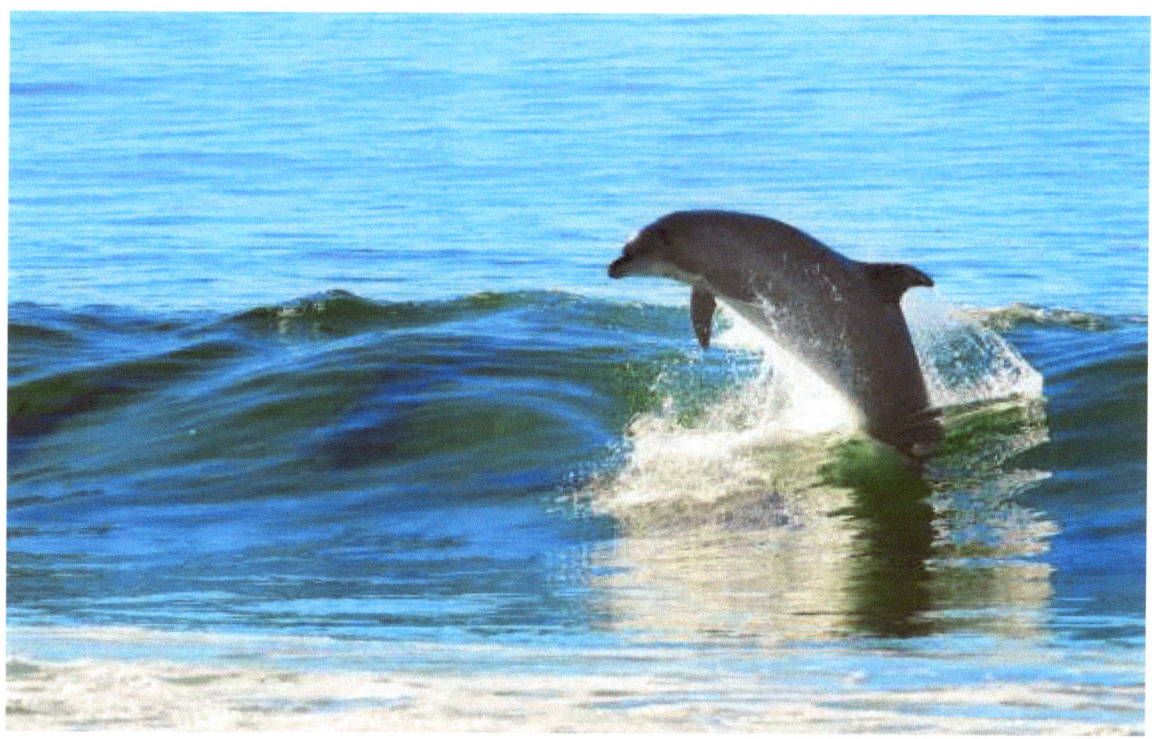

Delphin Foto: pixabay

Zum Verständnis der Rezepturen in diesem Buch

Das Wort „Spagyrik" kommt von *griechisch* „spao" = trenne, teile, scheide und „gyrein" = vereinige, verbinde. Spagyrik kann man als Kunst vom Teilen und wieder Zusammenfügen bezeichnen, die die Ausgangssubstanzen immer weiter veredelt. Dazu bedient sich Phylak verschiedener Weisheitssysteme wie der Numerologie, der Kabbala, dem keltischen Zahlenrad, Zusammenhängen im Maya-Kalender u.a. Ein Beispiel der numerologischen „Veredelung" wird nachfolgend erklärt unter „biblische Numerologie".

Wie setzen sich die Rezepturen zusammen?

Im System Phylak besteht eine Möglichkeit spezifische Mischungen zusammenzustellen darin, aus den Anfangsbuchstaben der Heilkräuter ein Wort zu bilden. So lässt sich z.B. die Mischung „ABRAHAM" folgendermaßen bilden:

A	vena	13
B	etula	16
R	uta	61
A	mygala	7
H	ypericum	43
A	mygdala	7
M	eliltus	49

Um die Rezeptur zu notieren, verwendet man die den Heilkräutern zugeordneten Zahlen aus dem Buch „Phylak-Keywords". Diese Zahlen werden von einer gemeinsamen Klammer umgeben. Ist der Pflanzenname für das Verständnis der Rezeptur wichtig, wird er unter „Erklärungen zum Verständnis der Rezeptur" aufgeschlüsselt. Des Weiteren ist in den Rezepturen von „Teilen" die Rede. Diese Art zu rezeptieren dient dazu, dem Apotheker die Arbeit zu erleichtern. Der Apotheker addiert zunächst wie viele Teile insgesamt in der Rezeptur beschrieben sind, und teilt nun die bestellte Mischungsmenge (in ml) durch die Mengenzahl. Die Menge, die sich so errechnet gilt nun für alle Einzeltinkturen, die er zugibt. Das Ergebnis ist die Menge eines Teils in Milliliter.

Zum Beispiel Rezeptur: 4 Teile PUMA (57, 72, 47, 1), 3 Teile AMT (2, 46, 82)

Der Kunde bestellt 70 ml PUMA - AMT, es wird 70 durch 7 geteilt, ein Teil beträgt also 10 ml. Er fügt in ein Gefäß nun je 10 ml der Einzelmittel Nr. 57, 72, 47, 1. In einem weiteren Gefäß stellt er je 10 ml von Einzelmittel Nr. 2, 46, und 82 her. Schließlich schüttet er die 2. Mischung in die 1. Mischung.

Alternativ könnte man auch in Prozentangaben rezeptieren: 60 Prozent PUMA, 40 Prozent AMT. Hier errechnet man zunächst 60 Prozent von 70 ml, also 42 ml. Dies wird durch die Bestandteile von PUMA geteilt, also durch „4". Benötigt werden also je 10,5 ml der PUMA-Einzelbestandteile. Bei AMT ergeben sich hier 9,3 ml. Der Apotheker muss immer wieder verschiedene Milliliter-Mengen errechnen. Das fällt bei der „Teile-Rezeptur" weg.

Rezepturen nach biblischer Numerologie

Eine Möglichkeit der „Veredelung" in der Phylak-Spagyrik besteht darin, verschiedene Heilpflanzen durch ihre Anfangsbuchstaben im Namen des Mittels abzubilden. Die Kraft des entstandenen Namens verstärkt die Wirkkraft der Einzelbestandteile des Mittels. Auf die gleiche Weise können wir auch einen Pflanzennamen spagyrisch „schreiben". Dazu suchen wir in der Tabelle unten die Zahlenzuordnung zum jeweiligen Buchstaben des Pflanzennamens. Diese Zahlen addieren wir.

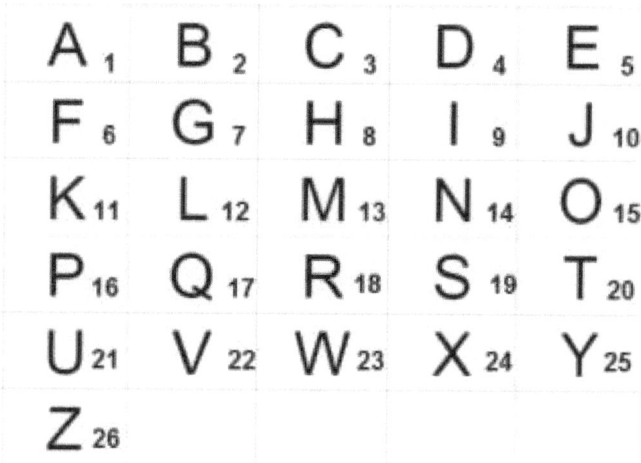

Beispiel:

„Coffea arabica" lässt sich „schreiben" als COFFEA (3, 15, 6, 6, 5, 1),
ARABICA (1, 18, 1, 2, 9, 3, 1)

Nun addieren wir alle Anfangsbuchstaben von COFFEA ARABICA zusammen (Summe 71). Diese Summe wird addiert mit der Zahl „20" (Diese Zahl bleibt in jeder Berechnung gleich. Sie steht für Carduus marianus). Zur „71" wird die „20" addiert: Summe 91. Schließlich wird die zugeordnete Zahl der ursprünglich ausgewählten Pflanze hinzugerechnet, hier die „91" für COFFEA ARABICA. Die Summe beträgt 91 plus 91 (!!), also 182.

Die Bedeutung der Zahlen wird im „Biblischen Numerologiesystem" beschrieben (www.zeitundzahl.de). Hier kann man zum Beispiel lesen, dass Noahs Vater Lamech 182 Jahre alt wurde. Weiter steht geschrieben, dass dieser ein unzufriedener Mensch war. Verbinden wir unser Arzneiwissen über „Coffea" mit dieser Botschaft, erfahren wir, dass „Coffea arabica" ein Heilmittel bei Unzufriedenheit ist. Durch die numerologische Aufschlüsselung wird die Heilwirkung vertieft. Um eine aufgeschlüsselte Pflanzenbotschaft im Rezept niederschreiben zu können, rezeptieren wir den Pflanzennamen, indem wir zunächst die Anzahl der Buchstaben zählen „COFFEA" besteht aus (6 Buchstaben). Eine Einzelsubstanz wird hier als 1 ml verwendet, da sie rein energetisch wirken soll. Es steht also vor der Aufzählung der Pflanzen geschrieben hier, 6 ml. Die Rezeptur für COFFEA ARABICA lautet:

6 ml (3, 15, 6, 6, 5, 1), 7 ml ARABICA (1, 18, 1, 2, 9, 3, 1)

Carduus marianus (20) sowie Coffea (91) als spagyrische „Originaltinktur" fügen wir nun in „Teilen" hinzu. In der Rezeptur wird angegeben: 1 Teil (20), 10 Teile (91).

Anleitung zur Arzneimittelherstellung für den Apotheker
am Beispiel von COFFEA ARABICA 100 ml

Zunächst subtrahieren wir von 100g die Grammenge der energetischen Bestandteile (COFFEA ARABICA, 6 plus 7 g, also 13g)

100 minus 13 ergibt 87. Nun zählen wir die Zahl der „Teile" (1 plus 10, also 11 Teile). Wir teilen die 88 durch 11. Ein Teil macht hier 7.9g aus. Zusammengefügt wird in einem extra Behälter also je ein Gramm 3, 15, 6, 6, 5, 1, in einem weiteren Behälter je ein Gramm 1, 18, 1, 2, 9, 3, 1. Dann werden diese zusammengefügt und 7.9 g Carduus marianus, anschließend 10mal 7.9g, also 79g COFFEA zugefügt.

Es ist empfehlenswert, mit 100 ml pro Mischung zu arbeiten, da die Prozesse tief und langanhaltend wirken.

1. ECHINACEA PURPUREA

Sich öffnen für die Fülle

Das Innere der Blüte von Echinacea erinnert an einen Igel. Wenn wir uns verletzt fühlen, ziehen wir uns zurück und igeln uns ein. Diese Reaktion mag vielleicht zu einem früheren Zeitpunkt in unserem Leben hilfreich gewesen sein. Leider prägt sich dieses Verhalten oft als Muster ein. Im späteren Erwachsenenleben kann sich dieses als hinderlich erweisen. Die leuchtend magentafarbenen Blütenblätter von Echinacea purpurea laden ein uns zu öffnen, uns so zu lieben, wie wir sind. Sie ermutigen uns jeden Moment des Lebens zu bejahen.

Rezeptur „Echinacea purpurea"

9 Tropfen ECHINACEA (5, 3, 8, 9, 14, 1, 3, 5, 1),

8 Tropfen PURPUREA (16, 21, 18, 16, 21, 18, 5, 1), 1 Teil (20), 8 Teile (78)

Dosierung: 3mal tägl. 3 Tropfen

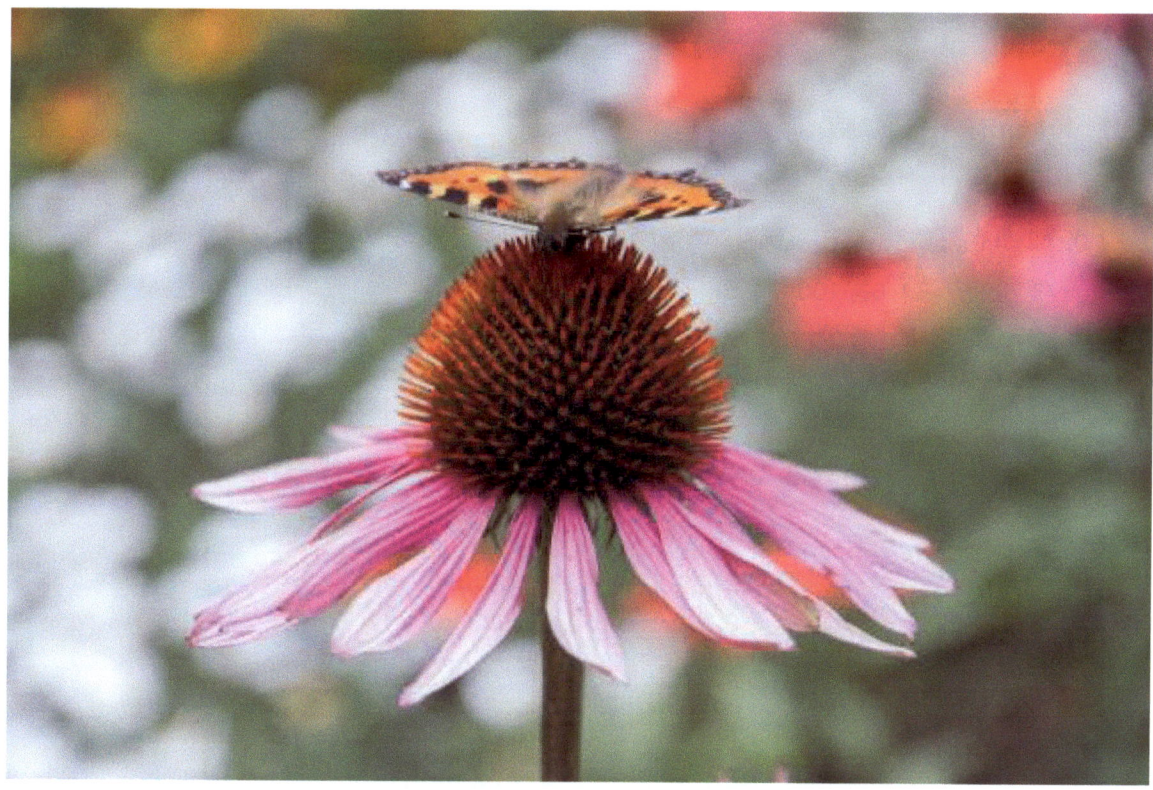

Echinacea purpura Foto: shutterstock

2. ABRAHAM WASSER

Reinigung, Transformation

Die Mischung „ABRAHAM WASSER" entspricht einem klaren, wirbelnden Gebirgsbach. Die Mischung enthält Heilpflanzen, die es uns erleichtern Gefühle zuzulassen. „ABRAHAM WASSER" wirkt aktivierend auf die Lymphe und eignet sich zudem zur Wasserbelebung. „ABRAHAM WASSER" lässt sich gut im Wechsel mit der ABRAHAM Bienenwachskerze von Phylak verwenden (Wasserelement versus Feuerelement).

Erklärungen zum Verständnis der Rezeptur

A	13	4	Quersumme 4 - konkrete Wirkung auf die Materie
B	16	7	
R	61	7	Quersumme 7 - Göttliche Informationen
A	7	7	
H	43	7	
A	7	7	
M	49	4	

Rezeptur „ABRAHAM WASSER"

7 Teile WASSER (76, 76, 97, 65, 65, 32, 58), 3 Teile H2O (42, 42, 8), 5 Teile QUELLE (89, 32, 99, 99, 34), 1 Teil (49), 3 Teile (106, 67, 105), 7 Teile ABRAHAM (13, 16, 61, 7, 43, 7, 49), 6 Teile (73, 36, 52, 54, 63, 100)

Dosierung: 3mal tägl. 3 Tropfen

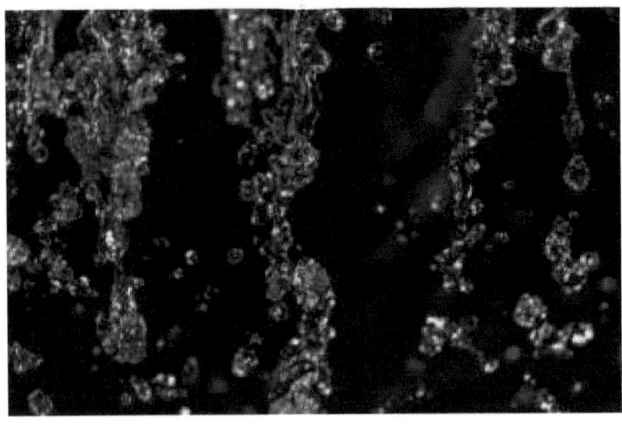

Wirbelndes Wasser Foto: pixabay

3. CF

Cash Flow

„CF", mit Schlüsselblume als einzigem Bestandteil, öffnet uns die Tür zu mehr Freude und Leichtigkeit in unserem Leben. Sie unterstützt uns dabei, „Altes" loszulassen, damit wir uns öffnen für „Neues". Diese Mischung wirkt erfrischend und reinigend. Das zarte Gelb der Schlüsselblume unterstützt Dinge fließen zu lassen, ohne dass sie von uns Besitz ergreifen.

Rezeptur „CF"

7 Tropfen PRIMULA (16, 18, 9, 13, 21, 12, 1), 5 Tropfen VERIS (22, 5, 18, 9, 19), 1 Teil (20), 8 Teile (98), Beschriftung auf dem Etikett: CF

Dosierung: 3mal tägl. 3 Tropfen

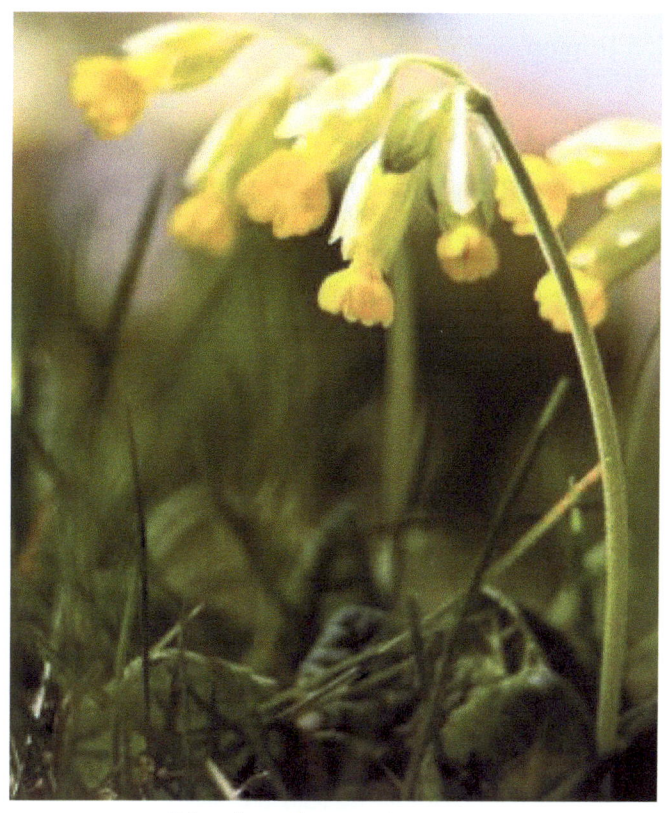

Primula veris Foto: shutterstock

4. Y-DNA

Kraftvolle männliche Seite

Die Mischung „Y-DNA" nährt bis in die Gene eine kraftvolle männliche Seite in uns nach. So gestärkt, können sich männliche und weibliche Seite in uns ausgleichen. Mit dieser Mischung finden wir einen guten Platz als Mann/Frau in der Partnerschaft. Wir finden in die Rolle, die uns entspricht, frei von Erwartungen und Vorstellungen.

Erklärungen zum Verständnis der Rezeptur

IL	*frz. „er"*	Iberis, Lobelia
DNA	DNA	Dulcamara, Nuphar, Achillea
Y	Y-Chromosom	Yohimbé
Urtica	männlich-weiblich	Urtica

Rezeptur „Y-DNA"

2 Teile (96, 95), 3 Teile (94, 93, 1), 1 Teil (77), 1 Teil (72)

Dosierung: 3mal tägl. 3 Tropfen

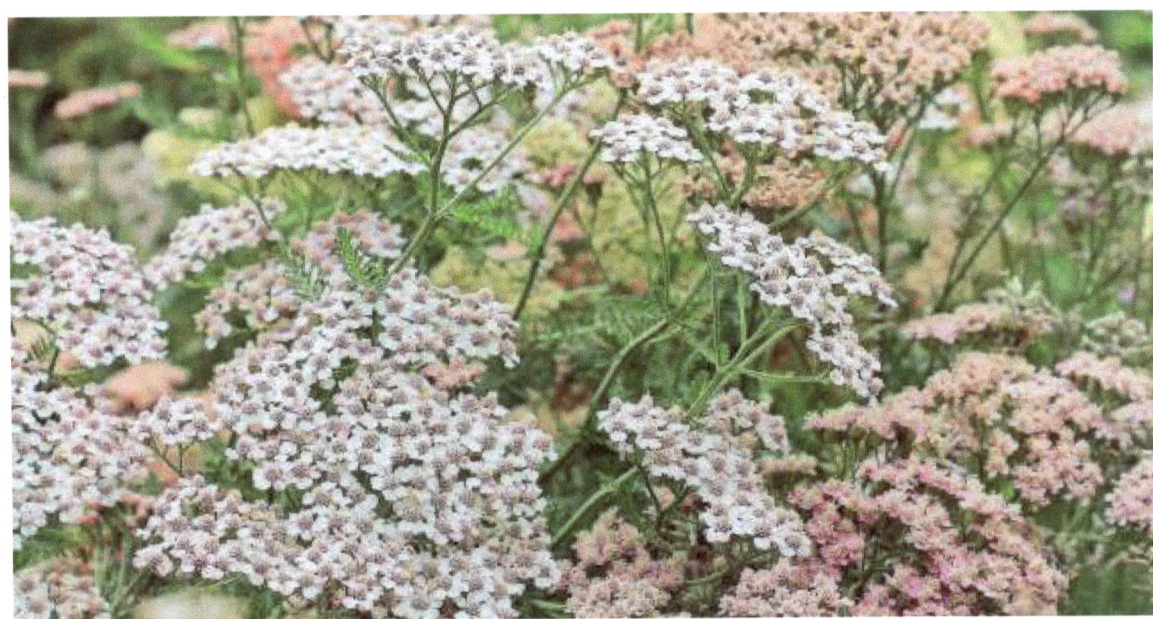

Schafgarbe Foto: pixabay

5. OPEN UP

Sich dem Leben öffnen

Im „Shutdown" ist das äußere Leben reduziert. Wir können diese Zeit nutzen, um zur Ruhe zu kommen und innerlich zu klären, wer wir wirklich sind. Indem wir unser Herz für uns selbst öffnen, öffnen wir es auch für andere Menschen und für das Leben. Diese Mischung kann dazu beitragen, in Phasen der Hoffnungslosigkeit und Resignation auf Herzensimpulse zu hören und diesen zu folgen.

Erklärungen zum Verständnis der Rezeptur

O	koubaka	53	Dunkles hinter sich lassen, reinigen
P	areira	100	sich für die beste Option öffnen
E	ch. purp	78	den Wert der Seele wiederfinden
N	igella	106	verschlossene Macht öffnen, Kellerkind befreien
U	rtica	72	Kraft zum Sprung
P	areira	100	Sprung
Cardiospermum		19	Herz öffnen, sich zeigen, ausdrücken
Summe		528	Solfeggio Frequenz für Liebe, DNA – Erneuerung

Rezeptur „OPEN UP"

4 Teile OPEN (53, 100, 78, 106), 2 Teile UP (72, 100), 1 Teil (19)

Dosierung: 3mal tägl. 3 Tropfen

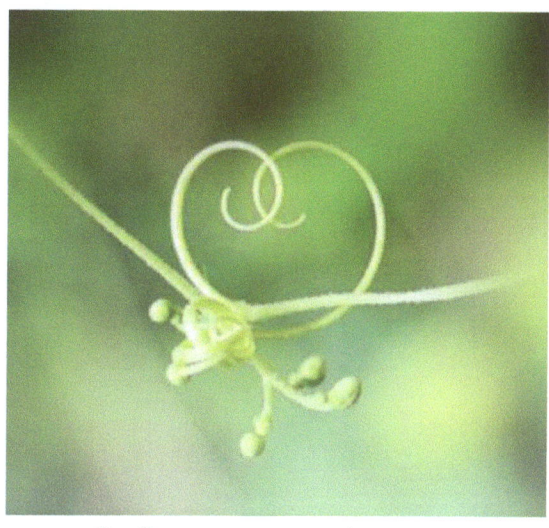

Cardiospermum Foto: shutterstock

6. SHIVA KALI VISA

Erlaubnis für die Fülle

Der indische Gott Shiva und die indische Göttin KALI stehen für Kräfte, die alles zerstören, was uns nicht mehr entspricht. Sie helfen, uns von falschen Vorstellungen, Erwartungen und Besitzdenken zu lösen und erlauben uns das zu erhalten, was wir uns von Herzen wünschen (VISA).

Erklärungen zum Verständnis der Rezeptur

Zingiber		101	
S	HumuluS lupulus	41	die Neue Erde
H	Humulus lupulus	41	die Neue Erde
I	Iberis amara	96	geerdet
V	Vinca minor	86	Demut
A	Artemisa vulgaris	12	bei sich sein
KALI	**KALmia latifolia**	**104**	**KALI zerstört was unnötig ist**
	Imperatoria ostruthium	103	
V	Vaccinium myrtillus	73	Genuß
I	Iris	44	Farbenpracht
S	HumuluS lupulus	41	die Neue Erde
A	Angelica archangelica	8	die Erlaubnis der Engel
	Curcuma	102	
Summe		852	Solfeggio Zahl für Göttliche Ordnung

Rezeptur „SHIVA KALI VISA"

1 ml (101), 5 Teile SHIVA (41, 41, 96, 86, 12), 2 Teile KALI (104, 103),

4 Teile VISA (73, 44, 41, 8), 1 ml (102)

Dosierung: 3mal tägl. 3 Tropfen

7. STERNTALER

Selbstliebe

Oft beschäftigen wir uns mehr mit den Angelegenheiten anderer Menschen als mit den eigenen. Das Gefühl, „bei uns selbst angekommen zu sein" ist vielen fremd. Mit der Mischung „Sterntaler" durchschauen wir, wenn wir von unseren eigenen Gefühlen ablenken. Wir entwickeln die Bereitschaft, uns liebevoll uns selbst zuzuwenden. Die Mischung enthält zudem die Grabovoi-Heilzahlen für "allgemeine Rettung". Diese erlauben uns, für uns selbst zu sorgen und uns nicht im vermeintlichen „anderen helfen wollen" zu verlieren.

Erklärungen zum Verständnis der Rezeptur

S	alvia	63	heil sein statt andere retten
T	hymus	70	Selbstliebe statt außenorientiert
E	phedra	31	die überforderte Mutter
R	uta	61	Aschenputtel, Wertlosigkeit
N	ux vomica	52	konzentriert und zielorientiert arbeiten
T	hymus	70	Selbstliebe statt außenorientiert
A	lchemilla	97	sich selbst lieben und andere lieben
L	obelia	95	die Gaben des Himmels empfangen
E	ch. purp.	78	der Wert der Seele
R	uta	61	Aschenputtel, Wertlosigkeit
Salvia		63	heil sein statt andere retten
Summe		741	Erwachen der Intuition

Rezeptur „STERNTALER"

10 Teile STERNTALER (63, 70, 31, 61, 52, 70, 97, 95, 78, 61), 1 Teil (63), 1 ml Galium,

4 Teile allgemeine Rettung (14, 11, 19, 63)

Dosierung: 3mal tägl. 3 Tropfen

8. future

Harmonisierung der Zukunft

Die nach numerologischen Gesichtspunkten zusammengestellte Lobelia Rezeptur „future" vermag die Vergangenheit zurückzusetzen (reset). Wir erkennen uns als Schöpfer unseres Lebens, wenn wir uns der Vergangenheit stellen und sie liebevoll annehmen (Belladonna, Tilia, Chelidonium). Dann hören wir auf damit, diese in die Zukunft zu projizieren und sind frei für eine „bessere" Zukunft.

Erklärungen zum Verständnis der Rezeptur:

14	Belladonna	Mut, den Dingen ins Auge zu sehen
87	Tilia	mit liebenden Augen betrachten
21	Chelidonium	die Vergangenheit harmonisieren, alte Schocks lösen
O	Lobelia – Nullpunkt	
	7 ml (12, 15, 2, 5, 12, 9, 1)	
	7 ml (9, 14, 6, 12, 1, 20, 1), 1 Teil (20), 7 Teile (95)	
91	Schritt in die (ungewisse) Zukunft, aus alt (9) mach neu (1)	

Rezeptur „future"

1 Teil (14), 1 Teil (87), 1 Teil (21), 1 ml Galium, 7 ml LOBELIA (12, 15, 2, 5, 12, 9, 1),
7 ml INFLATA (9, 14, 6, 12, 1, 20, 1), 1 Teil (20), 3 Teile (95), 1 ml Galium, 1 Teil (91)
Dosierung: 3mal tägl. 3 Tropfen

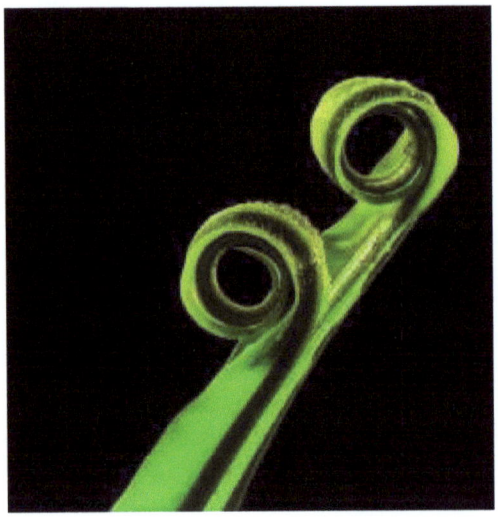

Blattfarn Foto: pixabay

9. TAXUS BACCATA

Befreiung von Schuld

Diese Mischung holt uns ab bei unseren „taxes", bei alten Schuldgefühlen. Numerologisch steht die Mischung in Bezug zu dem Bund Gottes mit dem Menschen. Statt Schuldgefühlen, die uns herunterziehen und klein machen, erfahren wir eine göttliche Kraft, die uns den Rücken stärkt. „TAXUS BACCATA" kann Sabotageprogramme lösen, die der Fülle im Weg stehen. Manchmal machen wir es uns unnötig schwer, weil wir es kaum annehmen können, „geliebte Kinder Gottes" zu sein. Sind die Sabotagen gelöst, sind wir frei die Gaben anzunehmen, die das Leben für uns bereithält.

Rezeptur „Taxus baccata"

5 ml TAXUS (20, 1, 24, 21, 19), 7 ml BACCATA (2, 1, 3, 3, 1, 20, 1), 1 Teil (20), 10 Teile (82)

Dosierung: 3mal tägl. 3 Tropfen

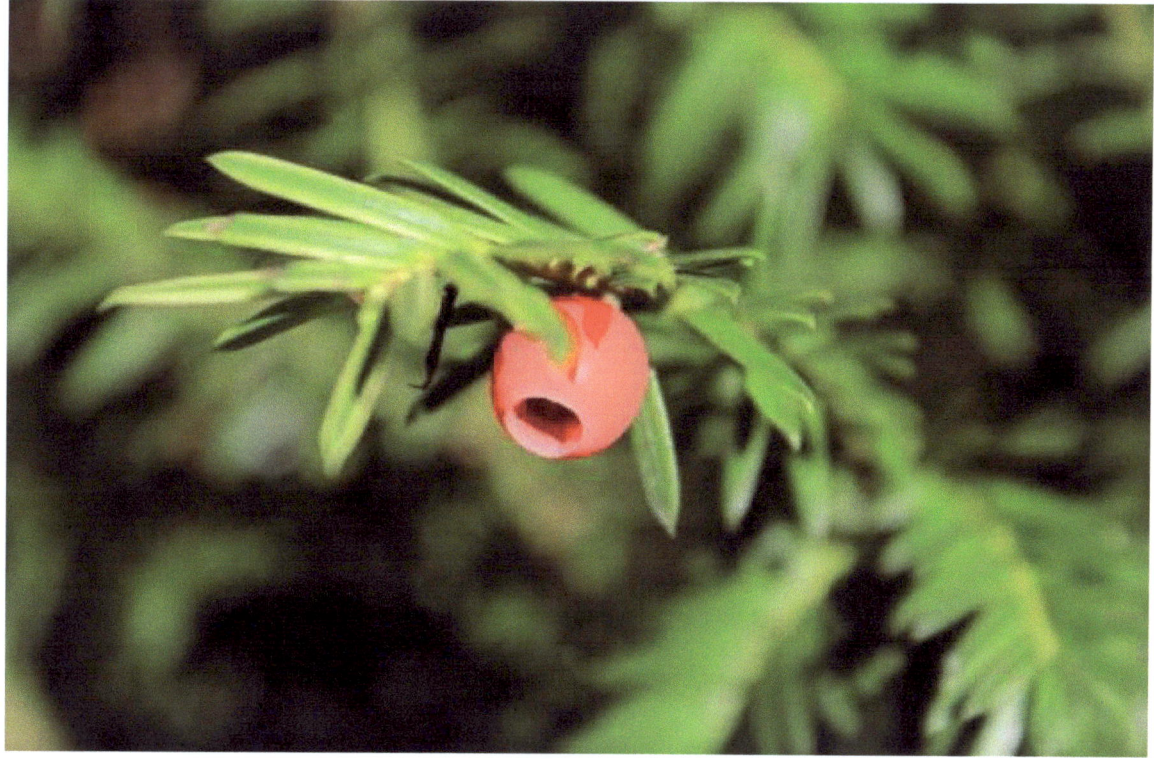

Taxus baccata Foto: pixabay

10. PUMA

Positive Anwendung der Sensibilität

Pulsatilla wirkt stabilisierend auf unsere Gefühle und Emotionen, wenn wir „aufgewühlt", oder „nah am Wasser" sind. Pulsatilla ermöglicht es, uns unserer Gefühle bewusst zu werden und diese klar ausdrücken zu können. Das unbestimmt „Zittrige" und „Hypersensible" verwandelt sich in einen klaren Ausdruck. „PUMA" schenkt uns den Mut und die Klarheit, uns den Herausforderungen des Lebens (Mandragora, „drago", lat: Drachen) zu stellen und kraftvoll voranzuschreiten (Achillea, Achillessehne).

Rezeptur „PUMA"

4 Teile PUMA (57, 72, 47, 1)

Dosierung: 3mal tägl. 3 Tropfen

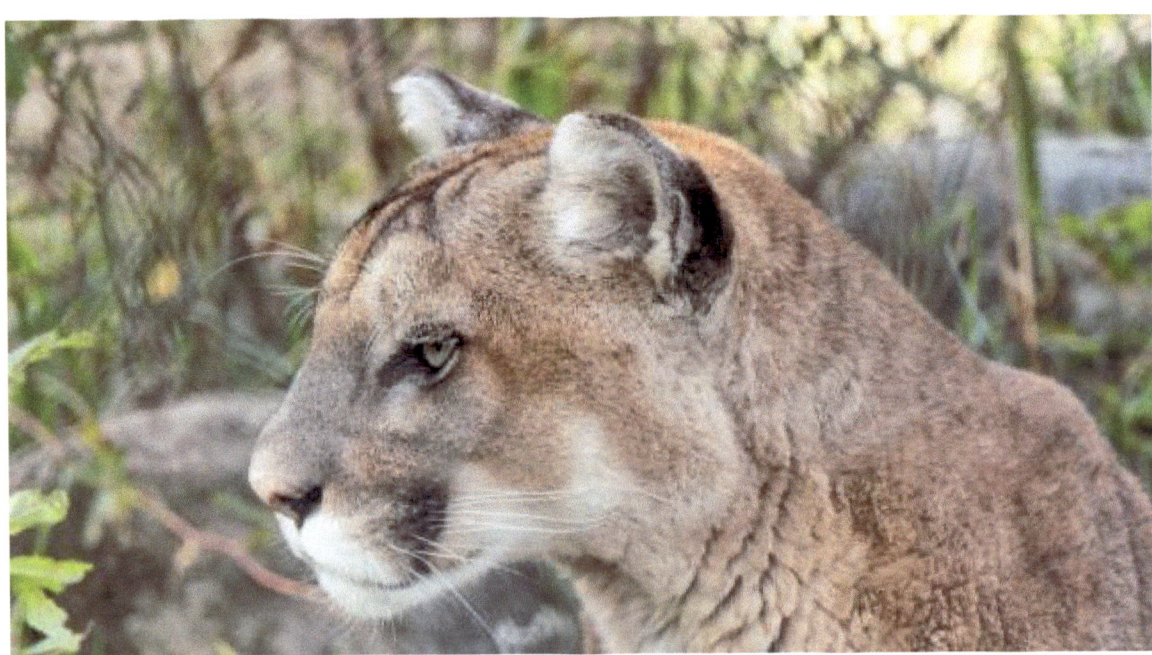

Puma Foto: Pixabay

11. MANNA

Verbindung von Geist und Materie

„Der Mensch lebt nicht vom Brot allein". Wir sind es gewohnt, für unsere materiellen Bedürfnisse zu sorgen. Die Notwendigkeit unseren geistigen „Hunger" zu stillen, ist uns weniger bewusst. Mit „MANNA" öffnen wir uns für die Verbindung von Geist und Materie. Im Alten Testament fiel beim Auszug aus Ägypten „Manna" vom Himmel, das die Israeliten sättigte. Mit der Mischung „MANNA" lassen wir materielle Verhaftungen los und öffnen uns dafür, in einem viel größeren Sinne versorgt zu sein.

Rezeptur „MANNA"

8 ml PHOTINIA (16, 8, 15, 20, 9, 14, 9, 1), 1 Teil (20), 6 Teile HA02

Dosierung: 3mal tägl. 3 Tropfen

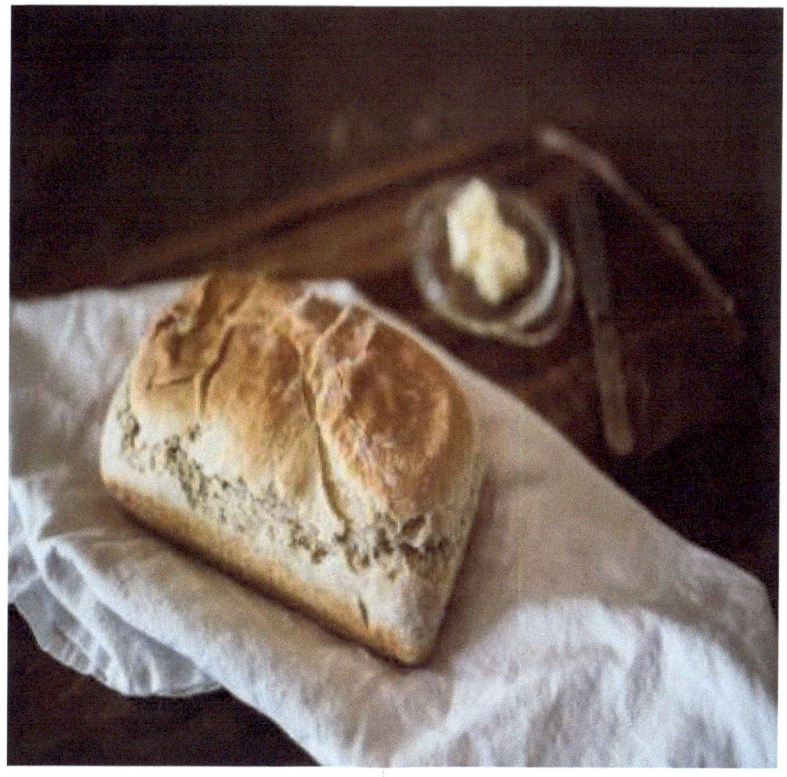

Brot Foto: Pixabay

12. EPHEDRA

Der Segen, sich versorgt zu wissen

Wir leben in einer Leistungsgesellschaft, in der es für viele normal geworden ist, sich zu überarbeiten und über die Grenzen der Belastbarkeit zu gehen. Langfristig kann dies zu psychischen oder psychosomatischen Erkrankungen führen, wie zum Beispiel Burnout, Depression und essentieller Bluthochdruck. Die Mischung „EPHEDRA" mildert den selbstgeschaffenen Leistungsdruck und schenkt uns die Gewissheit, versorgt zu sein. Auf diese Weise kann der Stress von und abfallen.

Erklärungen zum Verständnis der Rezeptur

SE	Selen	Euphrasia	34	zart von innen leuchten
GE	Germanium	Equisetum	32	im Fluss sein
N	Stickstoff	Amygdala	7	tiefes Mysterium der Liebe

Rezeptur „EPHEDRA"

7 ml EPHEDRA (5, 16, 8, 5, 4, 18, 1), 1 Teil (20), 4 Teile (31), 1 ml Galium,

3 Teile SEGEN (34, 32, 7)

Dosierung: 3mal tägl. 3 Tropfen

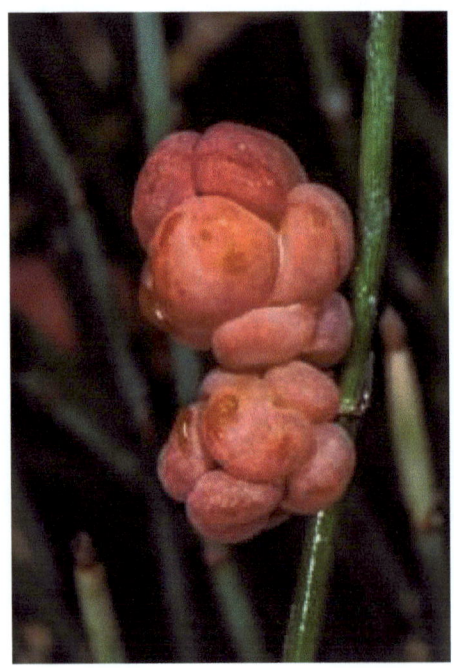

Ephedra Foto: shutterstock

13. VALID

Göttliche Arithmetik

Die Mischung „VALID" verbindet uns mit dem Göttlichen, dem Schöpferischen in uns selbst. Wir werden uns bewusst, dass wir Teil einer größeren, göttlichen Ordnung sind. Wir fühlen uns „in Ordnung", vieles findet seinen rechten Platz und ergibt sich wie von selbst.

Erklärungen zum Verständnis der Rezeptur:

Valeriana, Aesculus und Dioscorea entsprechen numerologisch der Zahl für Göttliche („280").

Rezeptur „VALID"

9 ml „**V**ALERIANA" (22, 1, 12, 5, 18, 9, 1, 14, 1),

11 ml „OFFICINALIS" (15, 6, 6, 9, 2, 9, 14, 1, 12, 9, 19), 1 Teil (20), 6 Teile (74),

1 ml Galium, 8ml „**A**ESCULUS" (1, 5, 19, 3, 21, 12, 21, 19),

13 ml „HIPPOCASTANEUM" (8, 9, 16, 16, 15, 3, 1, 19, 20, 1, 14, 21, 13),

1 Teil (20), 3 Teile (3), 1 ml Galium,

1 Teil **L**ycopus virginicus (99), 1 ml Galium,

1 Teil **I**mperatoria (103), 1 ml Galium,

9 ml „**D**IOSCOREA" (4, 9, 15, 19, 3, 15, 18, 5, 1), 7 ml „VILLOSA" (22, 9, 12, 12, 15, 19, 1),

1 Teil (20), 3 Teile (81)

1 ml (101), 3 Teile (74), 1 Teil (102), 1 Teil (103), 1 Teil (27)

Dosierung: 3mal tägl. 3 Tropfen

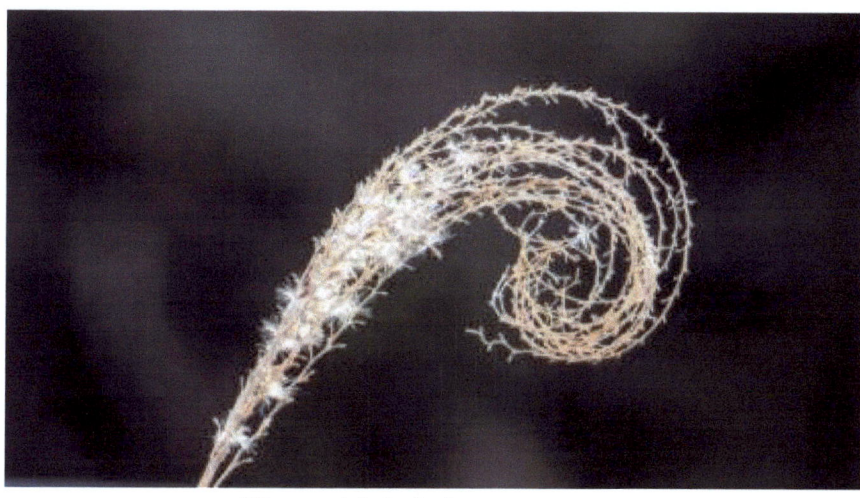

Fibonacci-Spirale Gras Foto: pixabay

14. past

Harmonisierung der Vergangenheit

Die COVID-19-Pandemie fällt, astrologisch gesehen, in eine Jupiter-Saturn Konjunktion wie sie zuletzt vor 500 Jahren vorkam. Im 16. Jahrhundert, 1520, eroberten die Spanier mit der „Conquista" Mittel- und Südamerika. Tausende Ureinwohner wurden ermordet. Spanien herrschte über ein entvölkertes Land. Die Mischung „past" heilt alte karmische Wunden. Alte, längst vergangene Ereignisse werden harmonisiert. Der Hauptbestandteil Sarsaparilla spricht unsere Verbindung zur Natur, zum „Ursprünglichen" an. Es entsteht ein neuer Raum, in dem sich der Mensch im Einklang mit der Schöpfung weiterentwickeln kann.

Erklärungen zum Verständnis der Rezeptur:

Sabal		62	SARS
Ruta		61	
Salvia		63	
Zingiber		**101**	
Sarsaparilla		**65**	
Curcuma		**102**	SARS
D	ioscorea villosa	81	
N	icotiana tabacum	90	
S	olanum dulcamara	94	DNS
Brassica		**107**	
CARduus MArianus		**20**	**CARMA**
Sinapis		**108**	
Sambucus		64	alte Programme löschen
Ruta		61	alte Imprägnierungen löschen
Zingiber		101	
R	auwolfia s**E**rpentina	58	RESQUE
S	alvia	63	
QUE	rcus	89	
Curcuma		102	
Summe		1492	Jahreszahl von Entdeckung Amerikas
plus			

Grabovoi   **Harmonisierung der Vergangenheit: 78, 19, 0, 19, 42, 5**

Rezeptur „Harmonisierung der Vergangenheit"

3 Teile (62, 61, 63),

1 ml (101), 1 Teil SARS (65), 1 ml (102),

3 Teile DNS (81, 90, 94),

1 ml (107),1 Teil CARMA(20), 1 ml (108),

1 Teil (64), 1 Teil (61),

1 ml (101) 3 Teile RESQUE(58, 63, 89), 1 ml (102), 1 ml Galium,

1 Teil (78), 1 Teil (19), 7 Tropfen LOBELIA (12, 15, 2, 5, 12, 9, 1), 7 Tropfen INFLATA (9, 14, 6, 12,

1, 20, 1), 1 Teil (20), 7 Teile (95), 1 Teil (19), 1 Teil (42), 1 Teil (5)

Dosierung: 3mal tägl. 3 Tropfen

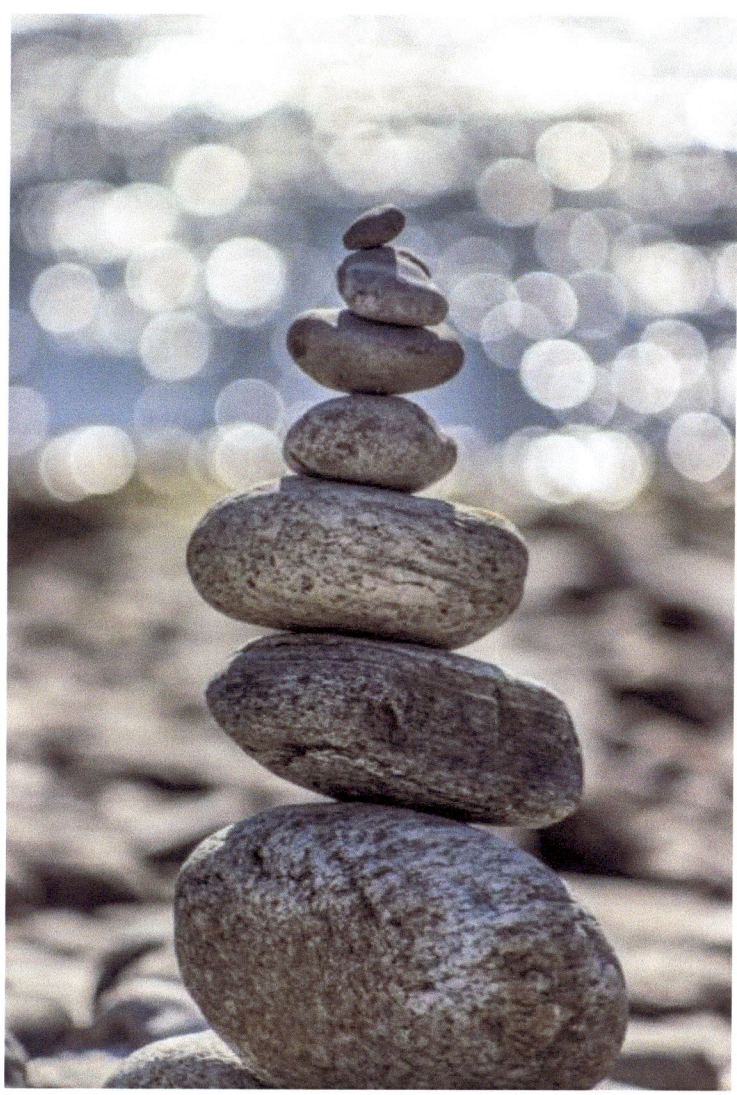

Kieselsteine Foto: Pixabay

15. MARIA MAGDALENA

Bodenhaftung, Pragmatismus

Die Mischung „MARIA MAGDALENA" bewirkt, dass wir bei geistiger oder spiritueller Arbeit auf dem Boden bleiben. „Geistige Höhenflüge" sind nur dann fruchtbar, wenn wir zugleich mit beiden Beinen auf dem Boden stehen.

Erklärungen zum Verständnis der Rezeptur

M	elilotus	49	4	Schutz
A	mygdala	4	4	befreites Opfer
R	auwolfia	58	4	gelöste Kraft
I	mperatoria	103	4	Souveränität
A	gnus castus	4	4	befreites Opfer
M	elilotus	49	4	Schutz
A	mygdala	4	4	befreites Opfer
G	inkgo	40	4	altes Wissen
D	ulcamara	94	4	Dornröschen 13. Fee
A	gnus castus	4	4	befreites Opfer
L	obelia	95	5	die Gaben des Himmels
E	pehdra	31	4	befreites Opfer
N	uphar	93	3	Märchenprinz
A	gnus	4	4	befreites Opfer
Amygdala		7	7	Klangähnlich zu „Magdala"
Summe		639		Solfeggio Frequenz für harmon. Beziehungen

Rezeptur MARIA MAGDALENA

fünf Teile MARIA (49, 4, 58, 103, 4), neun Teile MAGDALENA (49, 4, 40, 94, 4, 95, 31, 93, 4), ein Teil (7)

Dosierung: 3mal tägl. 3 Tropfen

16. SAME DES NEUEN

Dem Neuen vertrauen

Die Teichrose (Nuphar), Hauptbestandteil der Mischung „SAME DES NEUEN", braucht schmutziges, nährstoffreiches Wasser. Aus diesem Wasser erhebt sich ihre Blüte. Wie bei der verwandten Lotusblume perlt das Wasser an ihr ab. Die Mischung „Same des Neuen" ermutigt, sich „neu zu erfinden". Numerologisch gesehen enthält Nuphar die Information eines Samens in sich, der eine zukünftige Welt in sich trägt. Die Mischung „SAME DES NEUEN" kann dabei unterstützen sich in dem Neuen, Unbekannten, das sich ankündigt, beheimatet und sicher zu fühlen.

Rezeptur „Same des Neuen"

6 ml NUPHAR (14, 21, 16, 8, 1, 18), 6 ml LUTEUM (12, 21, 20, 5, 21, 13), 1 Teil (20), 1 Teil (93)

Dosierung: 3mal tägl. 3 Tropfen

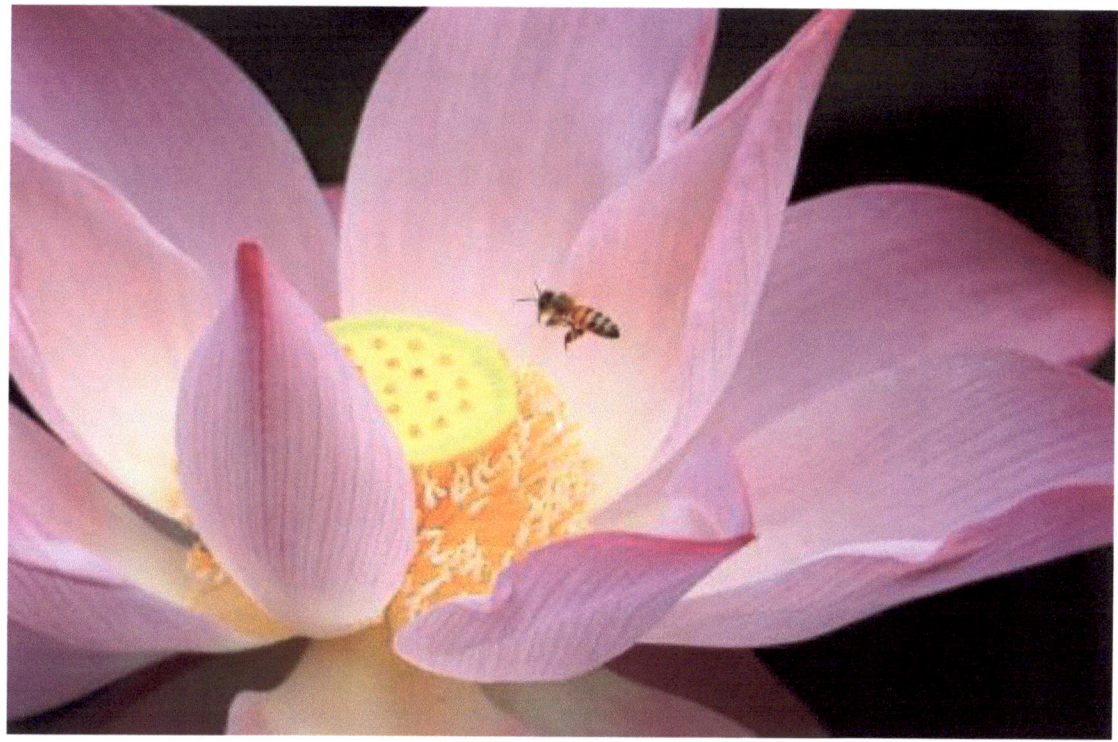

Lotusblume Foto: pixabay

17. HPU

Erdung

Manche Traumata überstehen wir nur, indem wir dissoziieren und Teile von uns abspalten. Wir müssen den mit der traumatischen Situation verbundenen Schmerz nicht mehr spüren, bezahlen dafür den Preis, nicht voll im Leben zu stehen. Wir verlieren den Boden unter den Füßen. Dies macht sich auch körperlich bemerkbar. Psychosomatisch können Stoffwechselerkrankungen, z. B. eine HPU, entstehen. Die Mischung „HPU" hilft nach kraftraubenden inneren Prozessen wieder mit beiden Beinen auf dem Boden zu stehen. Sie unterstützt die Versorgung mit Vitaminen (Vitamin B6, B12, Zink), so dass wir uns effektiv aufbauen können.

Erklärungen zum Verständnis der Rezeptur

E	leutherococcus	30	Zink	
H	**umulus**	**41**	**Erdung**	**Numerologisch Staub, Erde**
P	**odophyllum**	**85**	**Erdung**	**Numerologisch Staub, Erde**
U	**rtica**	**72**	**Erdung**	**Numerologisch Staub, Erde**
D	rosera	27	Vit B 6 / 12 Cobalamin	
E	leutherococcus	30	Zink	

Rezeptur „HPU"

1 Teil (30), 3 Teile (41, 85, 72), ein Teil 27, ein Teil 30

Dosierung: 3mal tägl. 3 Tropfen

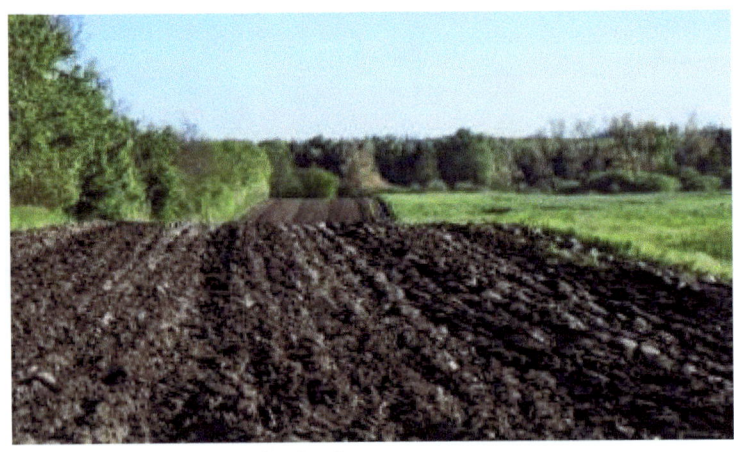

Ackerboden Foto: pixabay

18. REPARARE

Selbstaufbau des Körpers nach Grabovoi

Der Heiler Grigori Grabovoi berichtet von Heilerfolgen durch die Anwendung von Zahlenreihen. Auch das Spagyrik-System von Phylak berücksichtigt die Bedeutung von Zahlen. Jeder Heilpflanze ist eine Zahl zugeordnet. Die Zahlen nach Grabovoi finden sich in der Phylak-Systematik wieder. Das Mittel „REPARARE" aktiviert die Selbstheilungskräfte des Körpers. Die Zahlzuordnungen dieses Mittels erinnern den Körper daran, dass er göttlich, gesund und heil ist.

Erklärungen zum Verständnis der Rezeptur

101		Mendelejew-Formulierung	
75	Viola	RE	zurück aus einer Verletztheit in den gesunden Zustand
100	Pareira	PARA	Gegenüberstellen
75	Viola	RE	Verletztheit heilen
102		Mendelejew-Formulierung	
75	Viola		
528	**Summe, Solfeggio-Zahl für Liebe und Wunder**		
91	Coffea	Stammzelle: alles zurück auf 1	
87	Tilia	den Körper in Liebe sehen und nehmen	
94	Dulcamara	alle „NEINS" zum Körper löschen	
81	Dioscorea	entdecken, dass der Körper göttlich ist	
81	Dioscorea	entdecken, dass der Körper göttlich ist	
10	Arnica	Selbstverantwortung, die Heilung selbst ergreifen, Einheit, Neubeginn	
444	**Erdung, ja zum Körper, Quersumme Beifuß: sich treu sein**		

Rezeptur „REPARARE"

1 ml (101), 3 Teile REPARARE (75, 100, 75), 1 ml (102), 1 Teil (75), 1 ml Galium,

5 Teile (91, 87, 94, 81, 81),

1 Teil (10)

Dosierung: 3mal tägl. 3 Tropfen

19. DIOS SUIVRE

Anbindung an Gott

Die Mischung „DIOS SUIVRE" hilft Teile in uns zu durchschauen, die sich dem Leben abwenden. Dies kann sich ausdrücken in Mediensucht, Geistesabwesenheit, Tagträumereien, Einsamkeitsgefühlen oder Verlustängsten. Der tiefe Mangel, den wir sehnsüchtig versuchen zu kompensieren, ersetzt DIOS SUIVRE durch das Gefühl nicht allein zu sein. Wir können uns einer göttlichen Kraft anvertrauen und fallen lassen.

Erklärungen zum Verständnis der Rezeptur

Komplex: V–I–Ru–S.1

V	23	Cimicifuga racemosa	
I	53	Okoubaka aubrevillei	
Ru	44	Iris	
S	16	Betula alba	

Komplex: V–Ir–U–S.2

V	23	Cimicifuga racemosa	
Ir	77	Yohimbé	
U	92	Datura stramonium	
S	16	Betula alba	
	100	Pareira brava, etwas upgraden	
	101		
DIOS	81	Dioscorea	das Göttliche
	102		
S	16	Betula	Tod und Wiedergeburt
U	92	Stramonium	Schwellenangst
I	53	Okoubaka	Fremdenergien
V	23	Cimicifuga	Ängste
RE	75	Viola	Verletztheit, Einheit
	12	Beifuss – sich selbst folgen, sich selbst treu sein	
	999	Summe – Vollkommenheit	

Rezeptur „DIOS SUIVRE"

4 Teile VIRUS (23, 53, 44, 16), 1 ml Galium, 4 Teile VIRUS (23, 77, 92, 16), 1 Teil (100), 1 ml (101), 1 Teil DIOS (81), 1 ml (102), 5 Teile SUIVRE (16, 92, 53, 23, 75), 1 Teil (12)

Dosierung: 3mal tägl. 3 Tropfen

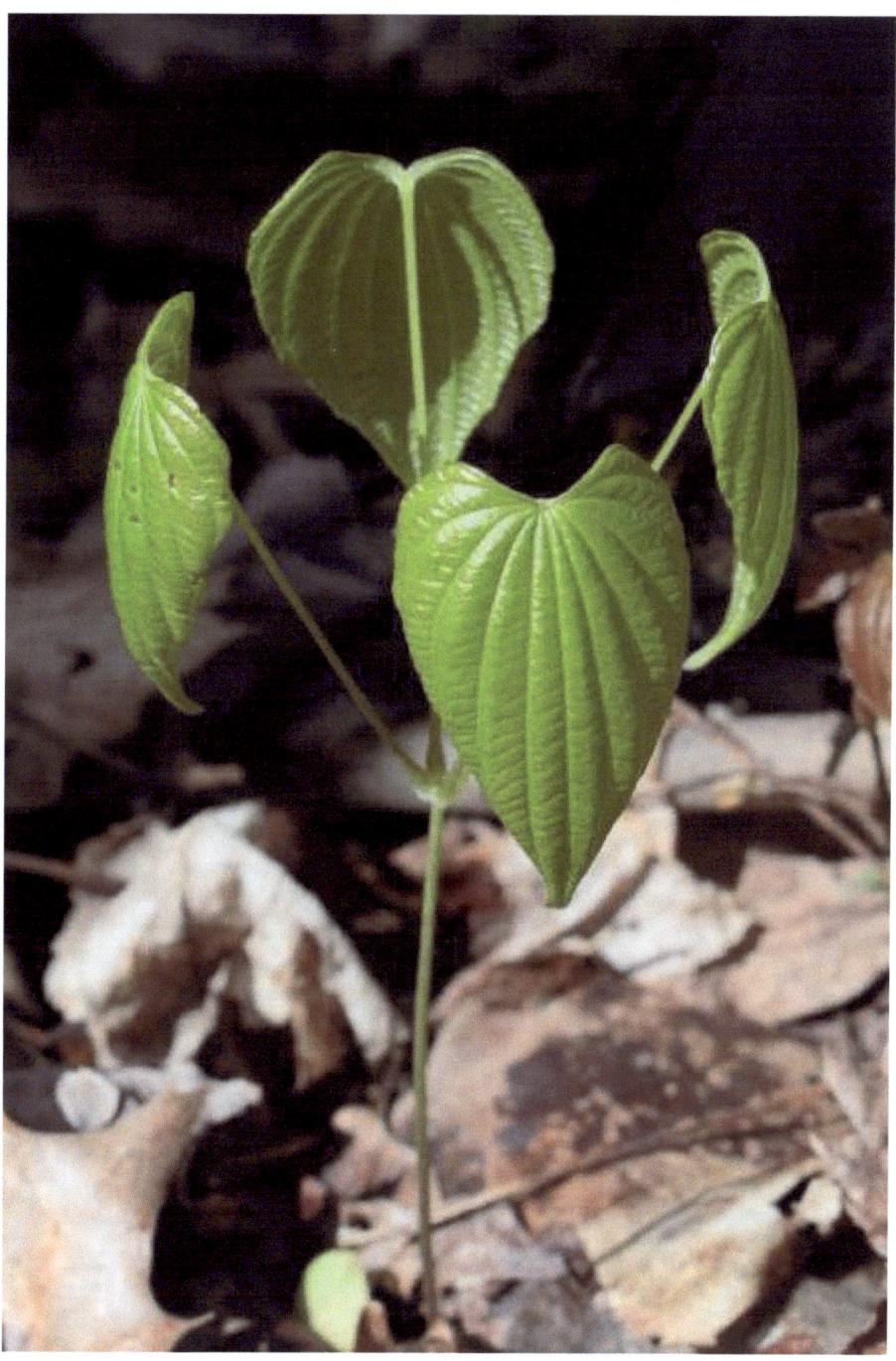

Dioscerea Foto: pixabay

20. PAREIRA BRAVA

Wachsamkeit

Die numorologisch-spagyrische Essenz PAREIRA BRAVA steigert die Wachsamkeit in uns. Auf körperlicher Ebene wehrt PAREIRA Viren und andere Krankheitserreger ab, indem es diese daran hindert, die Abwehrmechanismen des Immunsystems zu unterwandern. Auf seelischer Ebene lässt sich die Qualität der Wachsamkeit am Beispiel des Märchens „Schneewittchen" verdeutlichen. Noch bevor die sieben Zwerge Schneewittchen nach ihrer Heimkehr erblicken, fallen ihnen Veränderungen in ihrem Zuhause auf. Sie sind vorgewarnt und auf alles vorbereitet. Mit der Wachsamkeit von Pareira beugen wir Enttäuschungen vor, indem wir im vorneherein erkennen, welche Konflikte sich anbahnen können.

Rezeptur „PAREIRA BRAVA":

7 ml PAREIRA (16, 1, 18, 5, 9, 18, 1), 5 ml BRAVA(2, 18, 1, 22, 1), 1 Teil (20), 10 Teile (100)

Dosierung: energetisch 3mal tägl. 3 Tropfen, körperlich 3mal tägl. 10 Tropfen

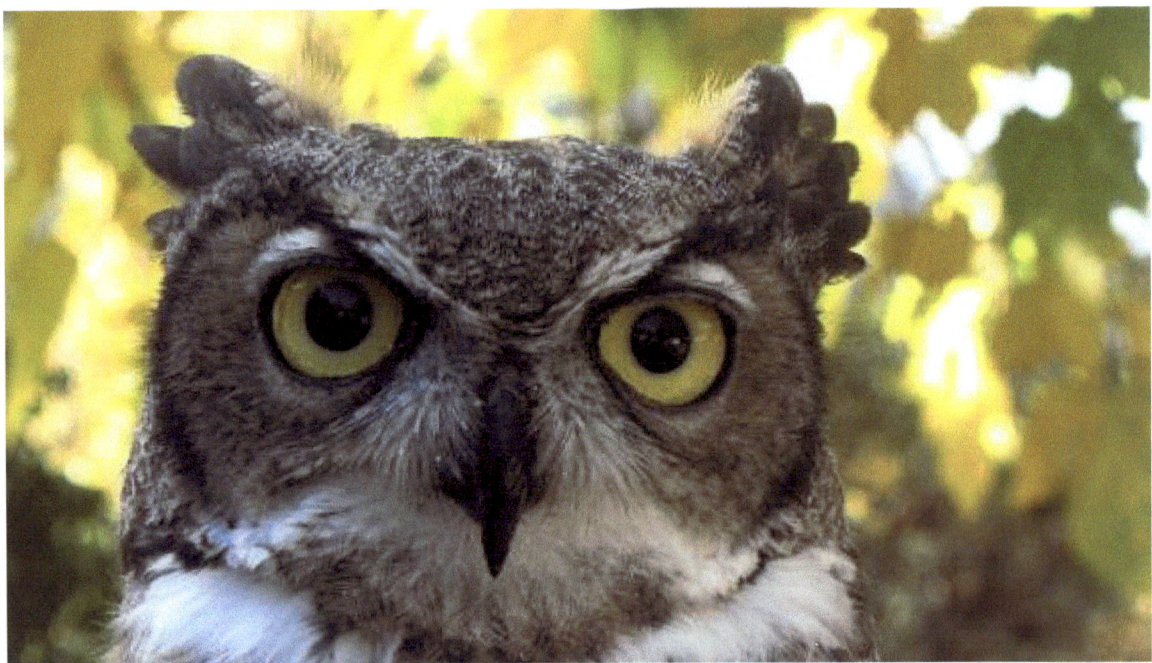

Eule Foto: pixabay

21. YOHIMBÉ

Aufstehen und loslegen

Im negativen Yohimbé-Zustand fällt es dem Klienten schwer, sein Potential in die Welt zu bringen. Er hat zwar genügend Kraft und Potential zur Verfügung, doch ist diese Kraft blockiert. Die Energieblockade drückt sich meist in großer Unruhe und Überreiztheit aus. Der negative Yohimbé-Zustand kann mit dem eines ungebändigten Wildpferdes verglichen werden. Die gestaute Kraft ist wild und ungestüm und bedarf der Zähmung und Führung (siehe Tilia). Numerologisch steht YOHIMBÉ in Beziehung zur Solfeggio-Frequenz 174. Diese Frequenz schenkt uns die Kraft, uns aus niedrig schwingenden Zuständen wie Angst und Schmerz zu erheben. In der Bibel steht im 174. Vers des Johannes-Evangeliums (Joh.5,8): *Jesus spricht zu ihm: „Stehe auf, nimm dein Bett auf und **wandle.“*** Die numerologische YOHIMBÉ-Mischung bewirkt, dass wir unseren „Schlaf", unsere Blockade hinter uns lassen und ins Handeln kommen.

Rezeptur „YOHIMBÉ":

7 ml YOHIMBÉ (25, 15, 8, 9, 13, 2, 5), 1 Teil (20), 7 Teile (77)
Dosierung: 3mal tägl. 3 Tropfen

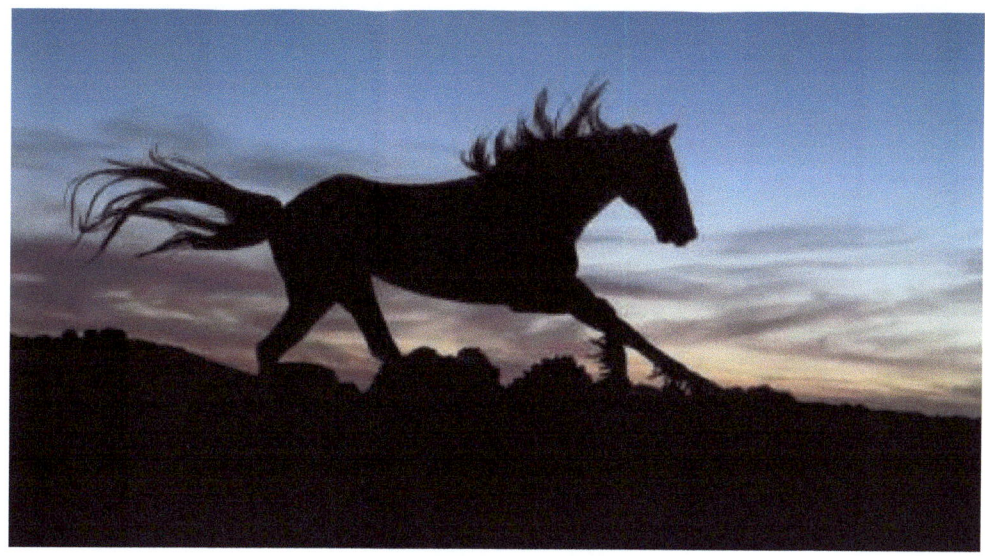

Wildpferd Foto: pixabay

22. TILIA

Der gütige Lehrer

Die Mischung „TILIA" steht für den gütigen Lehrer, den Trainer, dem es vorrangig darum geht, seine Zöglinge liebevoll zu Ihrem Besten zu animieren. In ihrem numerologischen Aspekt liegt der Schwerpunkt der Mischung darin, sich von Zwängen zu befreien. TILIA numerologisch führt uns weg von einem strengen strafenden „Über-Ich", hin zu einem wohlmeinenden Coach. Durch die Einnahme der Mischung gelingt es dem Schüler, die Tipps des Coaches anzunehmen, ohne diese als Maßregelung zu empfinden. Zugleich unterstützt TILIA den Coach dabei, ebenbürtig das Wissen weiterzugeben, statt schulmeisterlich zu „unter-richten".

Rezeptur „Tilia"
5 ml TILIA (20, 9, 12, 9, 1), 1 Teil (20), 9 Teile (87)
Dosierung: 3mal tägl. 3 Tropfen

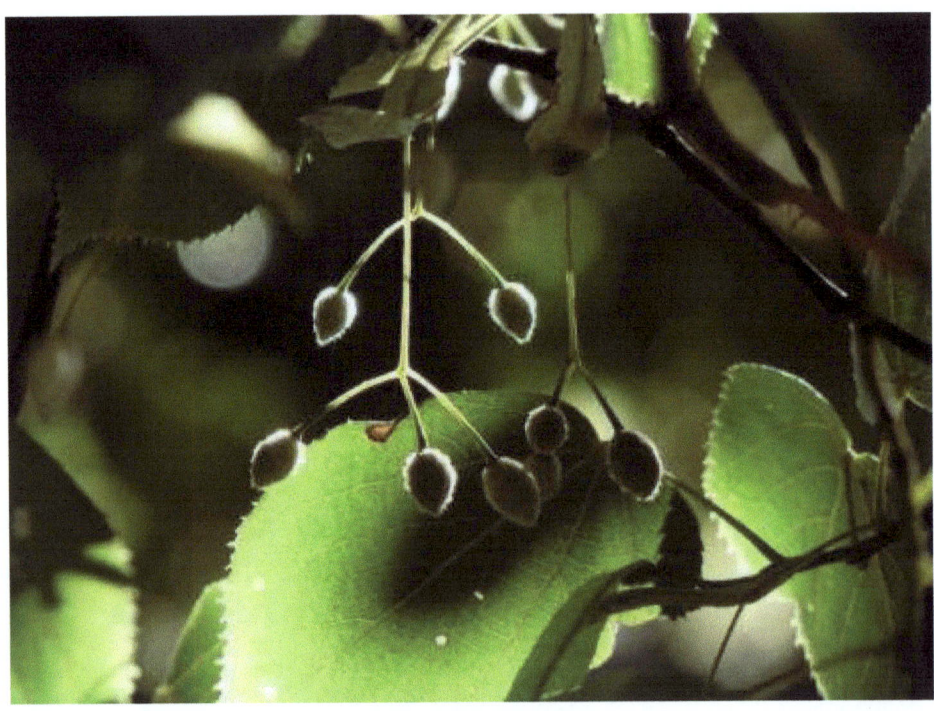

Tilia Foto: pixabay

23. ERZENGEL MICHAEL

Sich dem eigenen Schatten stellen

Die Mischung „Erzengel Michael" erleichtert uns, sich mit dem eigenen Schatten auseinanderzusetzen. Darüber hinaus stärkt sie uns in der Auseinandersetzung mit anderen Menschen. Mit Hilfe dieser Mischung besiegen wir innere und äußere „Drachen" (lat: drago, Mandragora). Die Mischung ist geeignet, wenn man sich blockiert von den eigenen schweren Gefühlen ausgebremst und gelähmt fühlt. Ebenso bietet sie sich an, den Mut zu finden, sich im wirklichen Leben zu behaupten. Ähnlich, wie die „PSY"-Mischung von Phylak wirkt auch diese Mischung psychisch stabilisierend. Der Hauptbestandteil Erzengelwurz (Angelica archangelica) entfaltet eine sanft schützende, stabilisierende Wirkung.

Erklärungen zum Verständnis der Rezeptur

ERZENGEL MICHAEL	Bewusstseinserweiterung
PARA	Gegenüberstellung
MANDRAGORA	der Drache, „drago", der Schatten in uns

Rezeptur „ERZENGEL MICHAEL"

10 Teile ERZENGEL (8), 7 Teile MICHAEL (47, 44, 22, 105, 80, 33, 99), 1 Teil (90), 1 ml (101), 1 Teil PARA (100), 1 ml (102), 1ml (101), 3 Teile DRAGON (47), 1 ml (102)

Dosierung: 3mal täglich 3 Sprühstöße über den Kopf

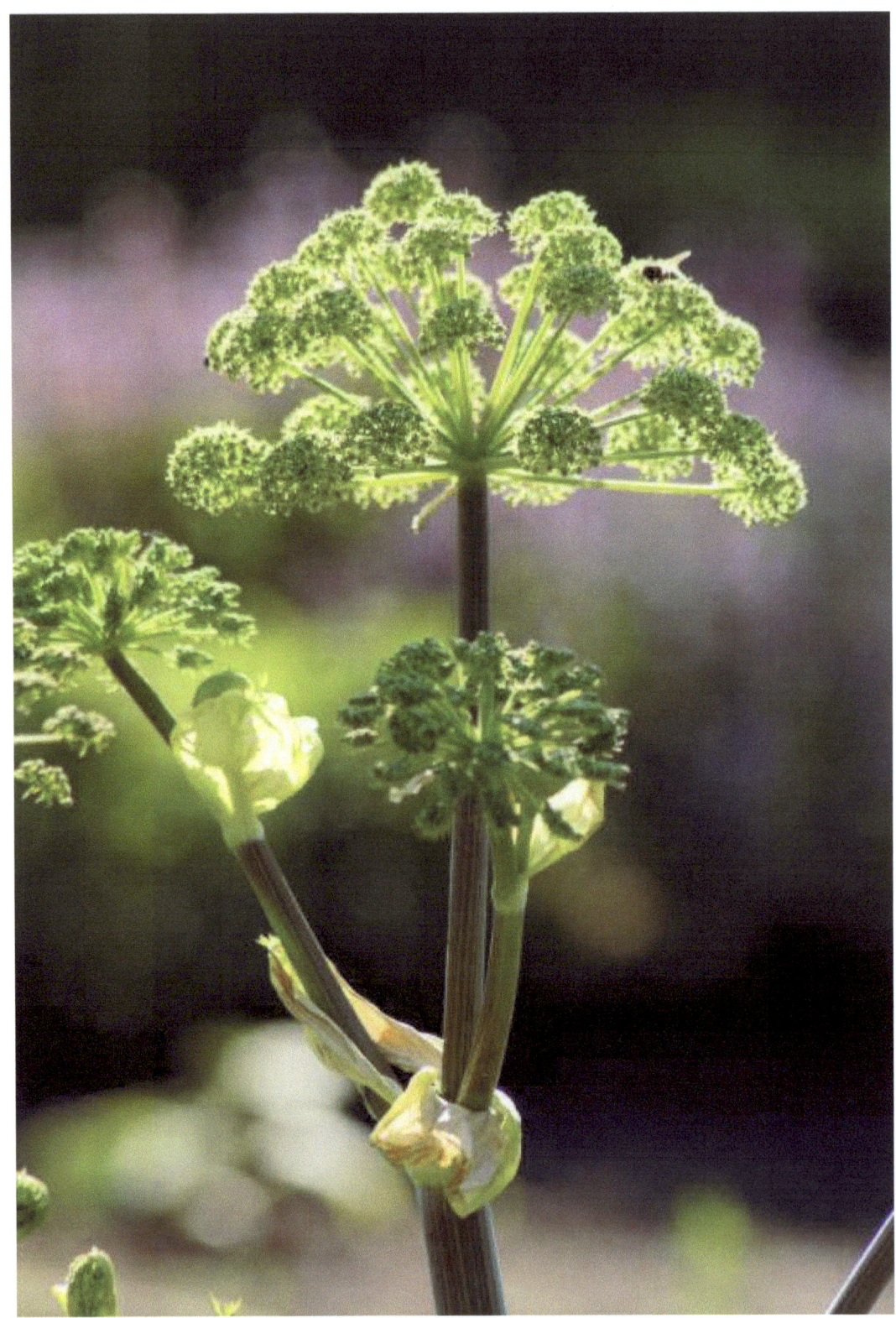

Angelica archangelica Foto: shutterstock

24. KARMA

Körperlich entgiften

Die Mischung „KARMA" unterstützt auf körperlicher Ebene die Leber und hilft zu entgiften.

Erklärungen zum Verständnis der Rezeptur

Brassica nigra	107	Leber, Schwefel, Entgiften
CArduus MArianus	20	Karma, Leber
Sinapis alba	108	Leber, Schwefel, Entgiften

Rezeptur „KARMA"

zu gleichen Teilen (107, 20, 108)

Dosierung: morgens 17 Tropfen, mittags 18 Tropfen, abends 20 Tropfen,

als Kur 8 Wochen lang

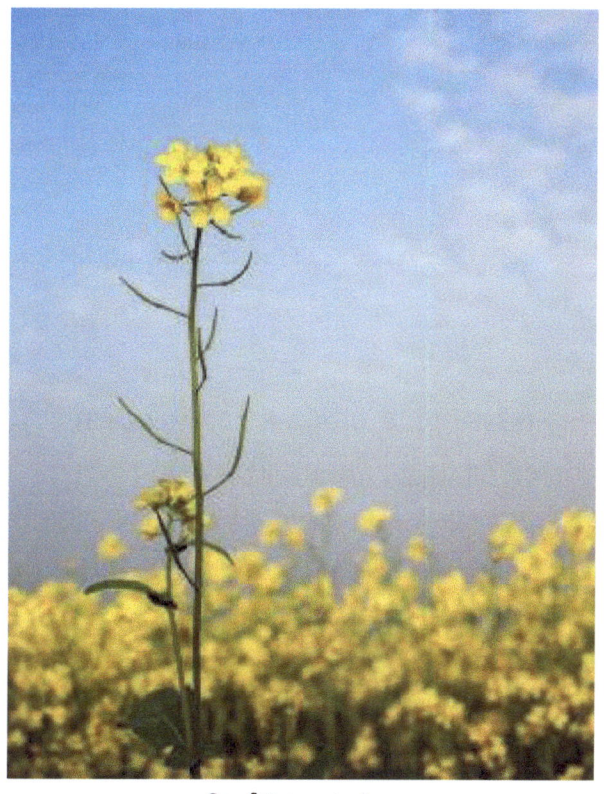

Senf Foto: pixabay

25. present

Harmonisierung der Gegenwart

Mit der Mischung „present" fühlen wir uns in Einklang mit uns selbst und unseren Mitmenschen. Aus diesem Gefühl heraus fällt uns leichter, einschränkende Muster loszulassen, wie zum Beispiel Täter-Opfer-Retter-Programme, begrenzende Glaubenssätze oder geistige Blockaden.

Erklärungen zum Verständnis der Rezeptur

ICM	44, 24, 46		Loslassen
PASSAGE	85, 88, 55, 9, 62, 63,8, 40, 29		Loslassen
VC	76, 19		Erneuern
AUSMISTEN	79, 62, 53, 16, 52, 7		Reinigen
AU	79	Gold	
SM	62	Sabal	Vatergold
I	53	Okoubaka	schwarzes Gold
S	16	Betula	7 plus 9 gibt 16 - Gold
Te	52	Nux vomica	Vatergold
N	7	Amygdala	1 plus 6 gibt 7-Gold
	46	Malva	Loslassen und Neubeginn
Summe	963		Frequenz der göttlichen Harmonie

Rezeptur „present"

3 Teile (44, 24, 46), 11 Teile (85, 88, 55, 9, 62, 63, 8, 40, 29, 76, 19),
1 ml Galium, 7 Teile (HA02, 62, 53, 16, 52, 7), 1 Teil (46)

Dosierung: 3mal tägl. 1 Tropfen

26. BETEN SCHEOL

Rückbesinnung auf uns selbst

„Beten scheol" wird aus dem Hebräischen mit „Bauch der Hölle" übersetzt. Der biblische Jona ist drei Tage und drei Nächte in einem Walfisch gefangen. Es gibt kein Entrinnen. Es gibt nur die Rückbesinnung auf ihn selbst. Die Mischung „BETEN SCHEOL" unterstützt uns, im Inneren Dinge reifen zu lassen. Wir akzeptieren auf uns selbst zurückgeworfen zu sein und finden zu uns.

Erklärungen zum Verständnis der Rezeptur

B	16	Betula	weibliche Qualität, flexibel
E	34	Euphrasisa	von innen leuchten
T	70	Thymus	von Herzen beten
E	78	Ech. purp.	aus tiefster Seele beten
N	93	Nuphar	Unvorstellbar schönes erbeten
S	64	Sambucus	Frau Holle, schwarz
C	23	Cimicifuga	nicht mehr fliehen
H	105	yoscyamus NIGER	schwarz
E	31	Ephedra	löst schwarze Tätowierungen
O	53	Okoubaka	löst schwarze Fremdenergien
L	99	ycopus virg.	WEISS
	666	Summe	Lügen durchschauen, ablösen

Rezeptur „BETEN SCHEOL"

5 Teile (16, 34, 70, 78, 93), 6 Teile (64, 23, 105, 31, 53, 99)

Dosierung: 3mal tägl. 3 Tropfen

27. ACCEPT

Akzeptieren was ich nicht ändern kann

„Gott, gib mir die Gelassenheit,

Dinge hinzunehmen, die ich nicht ändern kann,

den Mut, Dinge zu ändern, die ich ändern kann,

und die Weisheit, das eine vom anderen zu unterscheiden."

(Reinhold Niebuhr)

Durch die COVID-19 bedingten verhängten Ausgangs- und Kontaktbeschränkungen finden wir uns plötzlich in einer Situation wieder, in der wir gezwungen sind unsere äußeren Tätigkeiten ruhen zu lassen. Die Kunst besteht nun darin, „zu akzeptieren was wir nicht ändern können". Erst dann kann sich ein Raum für neue Lösungen und Wege öffnen.

Erklärungen zum Verständnis der Rezeptur

AC	Actinium	Eiche	89	stabil stehen
CE	Cerium	Rauwolfia	58	freie Kraft
PT	Platin	Ech. purp	78	Wert der Seele statt Selbstüberhöhung (Platin)

Rezeptur „ACCEPT"

3 Teile (89, 58, 78)

Dosierung: 3mal tägl. 20 Tropfen

28. QUID EST VERITAS?

In der Wahrheit ruhen

„Was ist Wahrheit?" Diese Frage des Pontius Pilatus geht der Verurteilung Jesu zum Kreuzestod unmittelbar voraus und bleibt unbeantwortet (Johannes-Evangelium Joh 18,38). Im Verhör mit Pilatus sagte Jesus, er sei auf die Welt gekommen, um „Zeugnis für die Wahrheit" abzulegen. Pilatus erwiderte mit der Frage „Was ist Wahrheit?", ohne jedoch eine Antwort darauf zu erwarten. In „Quid est veritas" ist die Antwort als Anagramm schon enthalten. „EST VIR QUI ADEST", zu Deutsch: „Es ist der Mann, der zugegen ist." Die Mischung „QUID EST VERITAS" kann uns dabei unterstützen, zu unserer inneren Wahrheit zu finden und zu dieser zu stehen, ohne uns einer Gefahr auszusetzen. Es gelingt uns, die Wahrheit „charmant" zu formulieren und indirekt, wie „durch die Blume" zu vermitteln.

Erklärungen zum Verständnis der Rezeptur

QU	89		Eiche	für sich einstehen
I	44		Iris	sich zeigen in allen Farben
D	27		Drosera	sich ausdrücken
E	**30**		**Eleuth.**	**Seine Wahrheit behaupten**
S	**64**		**Sambucus**	**des Teufels Großmutter setzt sich durch**
T	**82**		**Taxus**	**wasche Hände in Unschuld**
V	23	Vanadium	Cimicifuga	keine Ausflüche
ER	68	Erbium	Taraxacum	Revolution, Beton knacken
I	53	Iod	Okoubaka	Lügen entgiften
TA	73	Tantal	Vaccinium	Eingeimpftes löschen
S	16	Schwefel	Betula	Lügen durchschauen, lebendig, fruchtbar
	97		**Alchemilla**	**Verwandlung**
E	30		Eleuth.	Seine Wahrheit behaupten
S	64		Sambucus	des Teufels Großmutter setzt sich durch
T	82		Taxus	wasche Hände in Unschuld
VI	**86**		**Vinca**	**Trojanisches Pferd**
R	**59**		**Rhus tox**	**Beweglich sein**
QU	89		Eiche	für sich einstehen
I	44		Iris	sich zeigen, ausdrücken

A	7	Amygdala	angstfrei
D	81	Dioscoria	göttlich
E	30	Eleuth.	Seine Wahrheit behaupten
S	64	Sambucus	des Teufels Großmutter setzt sich durch
T	82	Taxus	wasche Hände in Unschuld

Rezeptur „QUID EST VERITAS"

3 Teile QUID(89, 44, 27), 3 Teile EST(30, 64, 82), 5 Teile VERITAS (23, 68, 53, 73, 16), 1 Teil (97), 3 Teile EST(30, 64, 82), 2 Teile VIR(86, 59), 2 Teile QUI (89, 44), 5 Teile ADEST (7, 81, 30, 64, 82)

Dosierung: 3mal tägl. 1 Tropfen

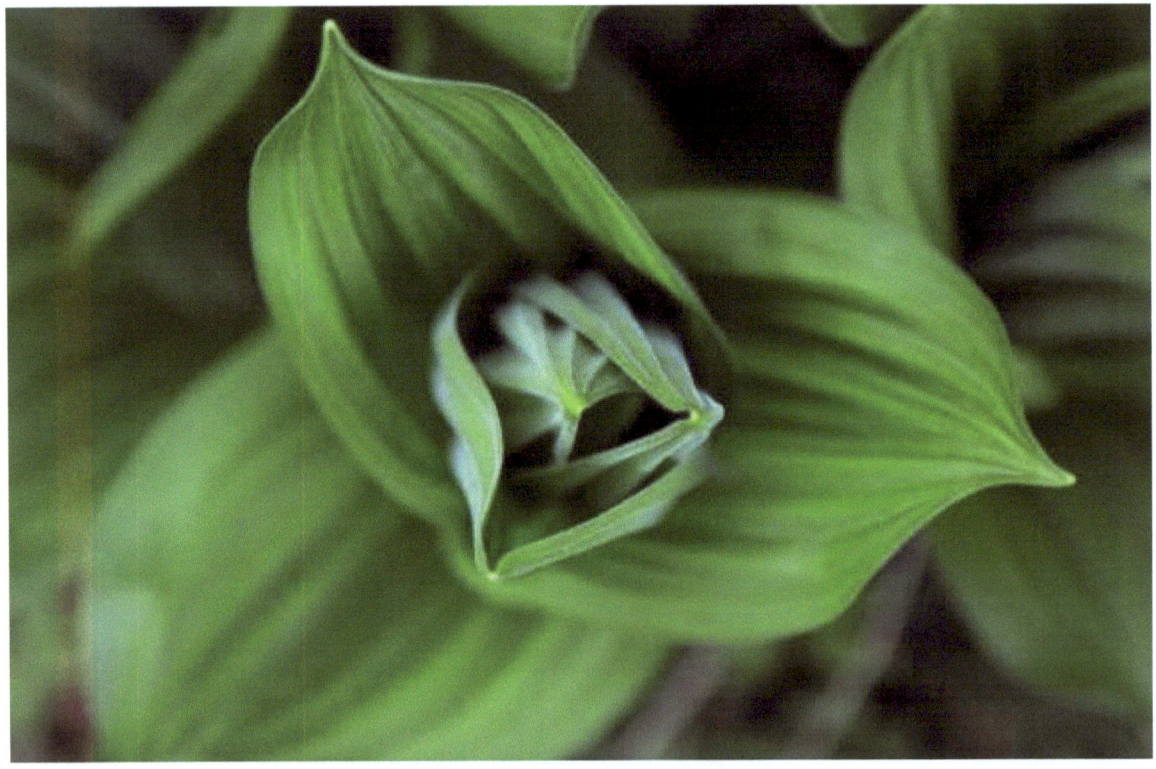

Veratrum album Foto: pixabay

29. JET-TAP

Innere Quelle statt Dogmen

In Zeiten, in denen wir von außen mit Unsicherheiten konfrontiert sind, werden uns unsere inneren Unsicherheiten oft schmerzlich bewusst. Diese Mischung enthält Pflanzen der Familie der Nacktsamigen (Taxus, Juniperus, Ephedra). Diese sprechen Unsicherheiten, „sich nackt fühlen" an. Die Einnahme von JET-TAP hilft uns unabhängig zu werden von der Meinung anderer und uns sicher zu fühlen. Statt uns von dem Gerede anderer (JET) beeinflussen zu lassen, sind wir verbunden mit unserer eigenen Quelle (TAP).

Erklärungen zum Verständnis der Rezeptur

J	uniperus	83	Unsicherheit, Dogmen, Verwandlung, Kommune
E	phedra	31	Unsicherheit, Dogmen
T	axus	82	Unsicherheit, Dogmen
T	huja	69	Unsicherheit, Dogmen
A	chillea	1	Anpassung, Dogmen der Gesellschaft
P	ropolis	56	Zugehörigkeit, Dogmen der Gruppe
Valeriana		74	Valeur-Wert
Summe		396	Solfeggio, Angst lösen

Rezeptur „JET-TAP"

drei Teile (83, 31, 82), drei Teile (69, 1, 56), ein Teil (74)

Dosierung: 3mal tägl. 3 Tropfen

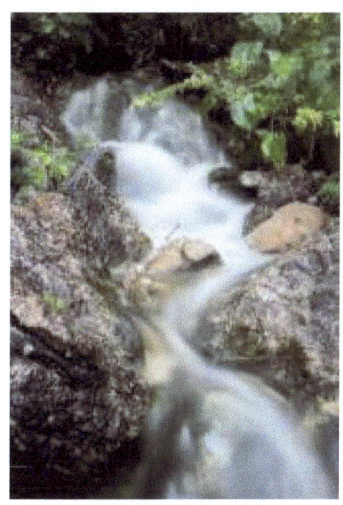

Quelle Foto: pixabay

30. COFFEA–CARDIOSPERMUM

Das Herz öffnen

Im negativen Coffea-Zustand fühlen wir uns unzufrieden und unerfüllt. Häufig kompensieren wir diese Gefühle mit „Klatsch und Tratsch". Das dient jedoch nur als Ventil. Tatsächlich sehnen wir uns danach auszudrücken, mit dem was in uns steckt, mit unserer Einzigartigkeit. Cardio-sper-mum kann helfen, Gefühle von „eingesperrt sein", „verschlossen sein", hinter sich zu lassen und sich zu zeigen. CARDIOSPERMUM steht in der hebräischen Numerologie (Kabbala) für eine lebendige Schöpfung. Die gesamte Schöpfung möchte sich in all ihren Facetten ausdrücken. So auch wir! COFFEA-CARDIOSPERMUM kann uns die Freiheit einer „Pippi Langstrumpf" schenken, in Freiheit ohne Umschweife zu sagen, was wir auf dem Herzen haben.

Rezeptur „COFFEA-CARDIOSPERMUM"

1 Teil 91, 2 Teile 106 /105, 1 Teil 19, 1 ml Galium,

6 ml COFFEA (3, 15, 6, 6, 5, 1), 6ml ARABICA (1, 18, 1, 2, 9, 1), 1 Teil (20),

10 Teile (91), 1ml Galium,

13 ml CARDIOSPERMUM (3, 1, 18, 4, 9, 15, 19, 16, 5, 18, 13, 21, 13),

11 ml HALICABACUM (8, 1, 12, 9, 3, 1, 2, 1, 3, 21, 13), ein Teil (20), 10 Teile (19)

Dosierung: 3mal tägl. 3 Tropfen

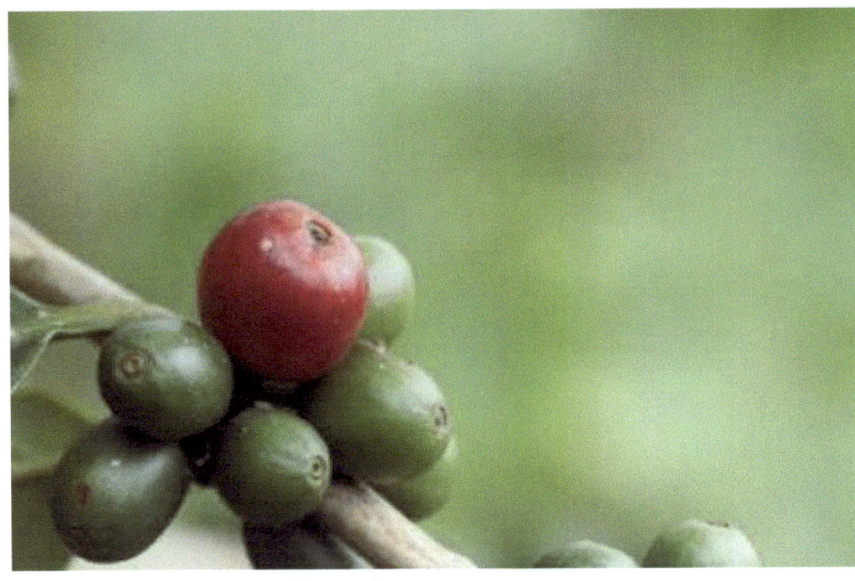

Coffea arabica Foto: shutterstock

31. EFFATA

Die Sinne öffnen

Diese Mischung ist angelehnt an aramäisch „Hepatach (öffne Dich)". Jesus hat diese Worte verwendet, um einen Taubstummen zu heilen. - Wo haben wir uns innerlich verschlossen, zurückgezogen? Wo haben wir uns innerlich so tief zurückgezogen, dass wir noch nicht einmal gut sehen, riechen, tasten, schmecken, hören können? Die Bestandteile von EFFATA öffnen uns, wo wir „verschlossen" waren.

HE	Helium	Aconitum	2	offen
P	Phosphor	Bellis	15	tiefe sanfte Heilung
H	Wasserstoff	Achillea	1	verschlossen
AT	Astat	Podophyllum	85	unbeständig
AC	Actinium	Quercus	89	beständig
H	Wasserstoff	Achillea	1	verschlossen

Rezeptur „EFFATA"

6 Teile (2, 15, 1, 85, 89, 1)

Dosierung: 3mal täglich 3 Tropfen

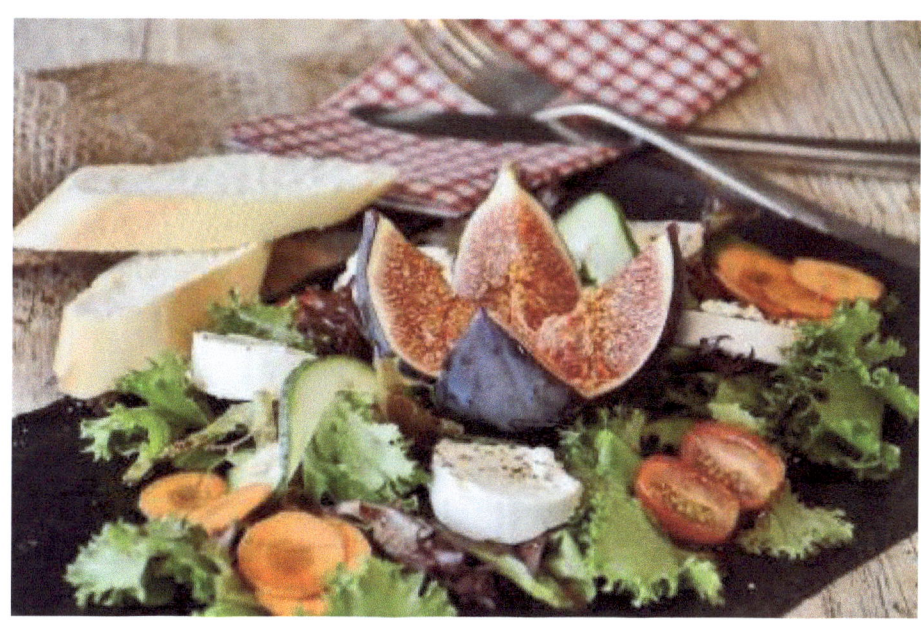

Vorspeise Foto: pixabay

32. DU KIND

Social distancing

Kalmia, Imperatoria und Nigella stehen für innere Qualitäten, die es zu schützen gilt. Drosera und Urtica vermögen es, diesen Werten Schutz zu bieten. Sie bilden - energetisch betrachtet - äußere Schutzkreise. Mit „DU KIND" kann eine achtsame Begegnung stattfinden.

Pareira		100	
D	rosera	27	Schutz des inneren Kreises
U	rtica	72	Schutz des äußeren Kreises
K	almia	104	Schutz der Würde
I	mperatoria	103	Schutz der Souveränität
N	igella	106	Schutz des Wesenkerns
D	rosera	27	Schutz des inneren Kreises
Pareira		100	
Summe		639	Solfeggio-Zahl für fruchtbare Kommunikation

Rezeptur „DU KIND"

ein Teil 100, zwei Teile 27, 72, vier Teile 104, 103, 106, 27, ein Teil 100

Dosierung: 3mal tägl. 3 Tropfen, wenn man sich in die Öffentlichkeit begibt 3 Tropfen in die Hände reiben und in die Aura geben

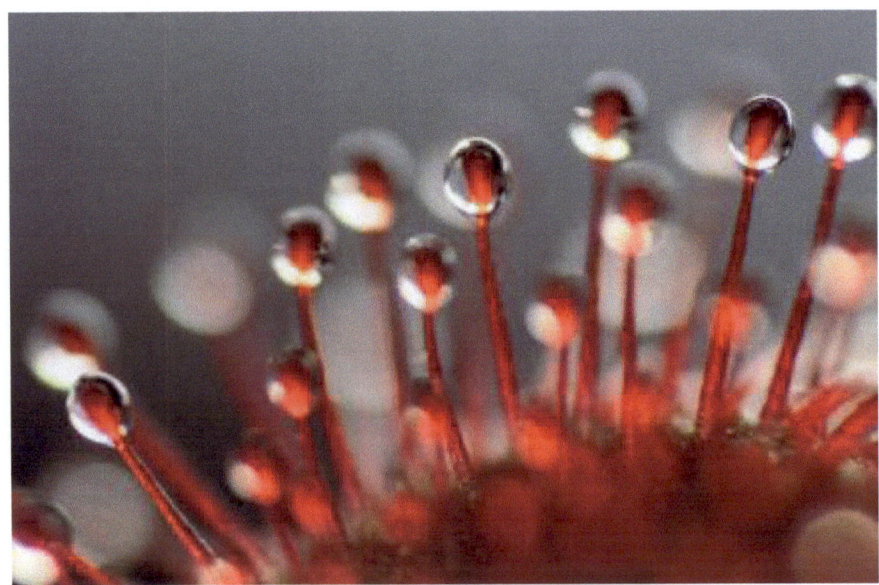

Drosera Foto: Thorben Wengert/pixelio.de

33. DOLPHIN

Seinen Platz in der Welt finden, Harmonie

Bei dieser Mischung handelt es sich um eine Rezeptur um „Aufzuwachen" Dulcamara, Nuphar, wie in "Dornröschen". Wir "erwachen" aus alten blockierenden Mustern, erleben die Leichtigkeit eines Delfins. In dieser Schönheit und Vollkommenheit, in dieser Harmonie und Frieden finden wir unseren Platz in der Welt.

D	ulcamara	94	Dornröschen erwacht
O	koubaka	53	Dunkle Energien lösen sich
L	obelia	95	Nullpunkt, die Gaben des Himmels empfangen
P	iper	55	Ruhe, Zentriertheit, die "fünf"
H	ydrastis	42	Gefühle zulassen, Wasser
I	beris	96	Erdung, alte Gedankenschleifen unterbrechen
N	uphar	93	Dornröschen erwacht
Summe		528	Solfeggio Frequenz für Liebe und Wunder

Rezeptur „DOLPHIN"

7 Teile DOLPHIN (94, 53, 95, 42, 96, 93)

Dosierung: 3mal tägl. 3 Tropfen

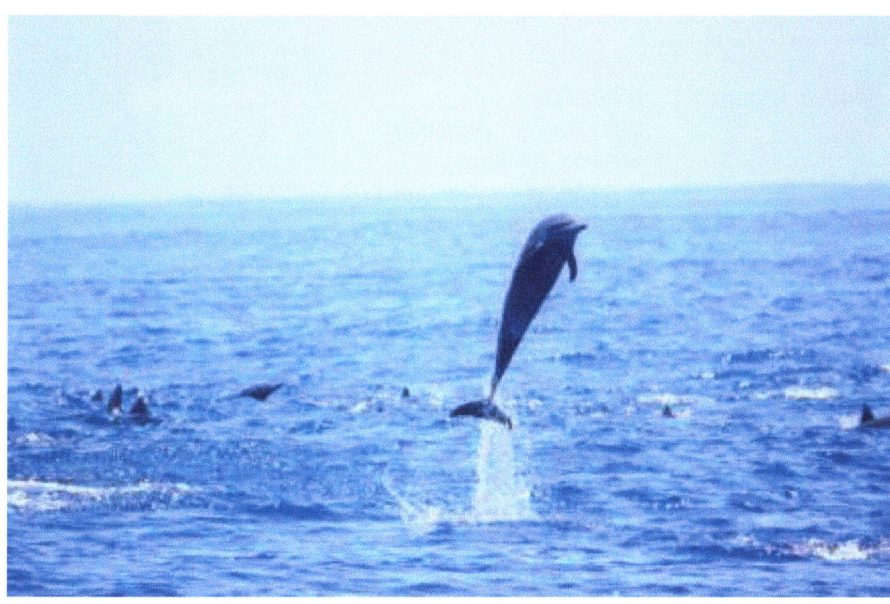

Delfine Foto: istock Fotos

Glossar

Abgrenzung	DU KIND
Akzeptieren	ACCEPT
Angst, die auf Niere schlägt	PAREIRA BRAVA
Angst vor Veränderungen	SHIVA KALI VISA, Same des Neuen
Arithemtik, Ordnung	VALID
Aufwachen, inneres	OPEN UP, DOLPHIN
Ausdruck	EFFATA, COFFEA-CARDIOSPERMUM
Ausharren können	BETEN SCHEOL
Ausmisten	present
Autismus	DIOS SUIVRE
Beruf im Einklang mit der Schöpfung	past, COFFEA-CARDIOSPERMUM, DOLPHIN
Beständigkeit	BETEN SCHEOL
Betäubungsmittel ausleiten	PAREIRA BRAVA
Blockaden lösen	ERZENGEL MICHAEL, present
Bodenhaftung	MARIA MAGDALENA
Computerspielsucht	DIOS SUIVRE
Denken, übermässig	present, COFFEA-CARDIOSPERMUM
Dogmatisches Denken	JET-TAP
Depression	ERZENGEL MICHAEL
Durchhaltevermögen	BETEN SCHEOL
Ego ablösen	CF
Emotionen beruhigen	PUMA, DOLPHIN
Entgiften, geistig	present
Entgiften, körperlich	KARMA
Erdung	MARIA MAGDALENA, HPU
Erlaubnis für neue Fülle	SHIVA KALI VISA, DOLPHIN
Erschöpfung	YOHIMBE, EPHEDRA
Freude	CF, DOLPHIN
Frustriert	EPHEDRA
Fülle annehmen	STERNTALER, SHIVA KALI VISA, MANNA, ECHINACEA PURPUREA
Geboren, neu werden	present
Gefühle fließen lassen	ABRAHAM WASSER, DOLPHIN
Geldfluß	CF
Güte	TILIA
Handeln, ins Handeln kommen	YOHIMBE
Handysucht	DIOS SUIVRE, YOHIMBE
Harmonie	present, VALID
Hektik	JET-TAP, YOHIMBE, EPHEDRA, COFFEA
Helfersyndrom	STERNTALER
Herz öffnen	OPEN UP, DOLPHIN
HPU	HPU
Ideen, neue	OPEN UP, Same des Neuen, DOLPHIN
Immunmodulation	PAREIRA BRAVA, Y-DNA
Inkarnation, Fleisch werden	YOHIMBE, HPU
Karma ablösen	past
Kontaktprobleme	DIOS SUIVRE
Konzentration	BETEN SCHEOL
Lähmung	ERZENGEL MICHAEL, PAREIRA
Leichtigkeit	CF
Lernen, leichter	TILIA, YOHIMBE, PAREIRA
Loslassen vom Altem	SHIVA KALI VISA
Lügen durchschauen	QUID EST VERITAS?

mentale Programme lösen	present
Männliche Seite aufbauen	Y-DNA
Materielle Verhaftung	MANNA
Mut für Neues	OPEN UP
Nährstoffmangel	HPU, MANNA
Nieren	PAREIRA BRAVA
Öffnung, innere	OPEN UP, COFFEA-CARDIOSPERMUM, EFFATA
Opferprogramme loslassen	present
Ordnung	VALID
Quelle, eigene	JET-TAP
Partnerschaft, erfüllt	Y-DNA
Pragmatismus	MARIA MAGDALENA
Präsenz	DIOS SUIVRE, PAREIRA
Psyche stabilisieren	ERZENGEL MICHAEL
Regeneration	REPARARE
Reinigung	ABRAHAM WASSER, CF
Retten, andere retten müssen	STERNTALER, pesent
Schatten, eigener, sich stellen	ERZENGEL MICHAEL, BETEN SCHEOL, ACCEPT
Sprache, Ausdruck	EFFATA, COFFEA-CARDIOSPERMUM
Spannungen, innere	PAREIRA BRAVA
Sprung ins Neue	OPEN UP
Umbruch, beruflich, privat	SHIVA KALI VISA, DOLPHIN
Sabotagen, eigene	TAXUS BACCATA
Sammlung	BETEN SCHEOL
Selbst, Rückbesinnung auf sich	BEEN SCHEOL
Schmerzen	PAREIRA BRAVA
Schmerzmittel ausleiten	PAREIRA BRAVA
Schöpfung, Einklang mit der	past, COFFEA-CARDIOSPERMUM
Schulden	TAXUS BACCATA
Schule, neue Formen von	TILIA
Schuldgefühle	TAXUS BACCATA
Segen	SEGEN, TAXUS BACCATA
Sensibilität, hochsensibel	PUMA, DOLPHIN
Social distancing	DU KIND
Sprache, Ausdruck	EFFATA,
Stoffwechsel	HPU
Streß	EPHEDRA, COFFEA-CARDIOSPERMUM
Täterrolle ablösen	present
Todessehnsucht	DIOS SUIVRE
Transformation	ABRAHAM WASSER
Überforderung	EPHEDRA
Überreiztheit	YOHIMBÉ
Unbeherrschtheit	YOHIMBÉ
Unterstützung, göttlich	TAXUS BACCATA, DIOS SUIVRE
Versorgt sein	MANNA
Verschlossenheit, innere	ECHINACEA PURPUREA, DOLPHIN, OPEN UP, COFFEA-CARDIOSPERMUM
Vertrauen, dem Neuen	Same des Neuen
Vertrauen, Urvertrauen	MANNA
Vitaminmangel	HPU
Wachsamkeit	PAREIRA
Wahrheit finden	QUID EST VERITAS?
Wahrheit, zu ihr stehen	QUID EST VERITAS?
Wert, eigener	VALID
Wiederherstellung	Y-DNA
Zukunft, positiv	future, DOLPHIN
Zukunft, Angst vor der	future
Zwänge, Befreiung von	TILIA

Thematische Zuordnung der Mischungen

Wahrheit/ Lüge

QUID EST VERITAS?, JET-TAP, DIOS SUIVRE

Altes hinter sich lassen (Vergangenheit, Ängste, Zwänge, Schuldgefühle)

TILIA, past, TAXUS BACCATA, present, ABRAHAM WASSER, DOLPHIN

Glaube an eine gute Zukunft

Same des Neuen, future, VALID, TILIA, PAREIRA, MANNA, EFFATA, DOLPHIN

zur Ruhe, zu sich kommen

COFFEA-CARDIOSPERMUM, BETEN SCHEOL, YOHIBMÉ, MANNA, TILIA, Y-DNA, VALID, ACCEPT

Reinigen, mental

SHIVA KALI VISA, present, ABRAHAM WASSER, ERZENGEL MICHAEL

Fülle annehmen können

ECHINACEA PURPUREA, SHIVA KALI VISA, STERNTALER, MANNA, TAXUS BACCATA, DIOS SUIVRE, EPHEDRA, CF, EFFATA, DOLPHIN

Social distancing, Abgrenzung

DU KIND